临床耳鼻咽喉科学新进展

LINCHUANG ERBIYANHOUKEXUE XINJINZHAN

佟　勇　等主编

汕头大学出版社

图书在版编目（CIP）数据

临床耳鼻咽喉科学新进展／佟勇等主编. – 汕头：
汕头大学出版社, 2020.1

ISBN 978-7-5658-4023-4

Ⅰ. ①临… Ⅱ. ①佟… Ⅲ. ①耳鼻咽喉科学 Ⅳ.
①R76

中国版本图书馆CIP数据核字（2020）第003790号

临床耳鼻咽喉科学新进展
LINCHUANG ERBIYANHOUKEXUE XINJINZHAN

主　　编：佟　勇　等
责任编辑：宋倩倩
责任技编：黄东生
封面设计：宗　宁
出版发行：汕头大学出版社
　　　　　广东省汕头市大学路243号汕头大学校园内　　　　邮政编码：515063
电　　话：0754-82904613
印　　刷：三河市嵩川印刷有限公司
开　　本：710 mm × 1000 mm　1/16
印　　张：11
字　　数：189千字
版　　次：2020年1月第1版
印　　次：2021年6月第1次印刷
定　　价：88.00元
ISBN 978-7-5658-4023-4

　　耳鼻咽喉学是研究耳、鼻、咽、喉、气管、食管以及与其相邻头颈部诸器官的解剖、生理,疾病发生、发展规律及其诊断和防治的一门科学。耳鼻咽喉科从临床医学分离出来成为一门独立学科,主要是因为耳、鼻、咽、喉、气管、食管解剖的特点、临床检查的特殊性及其在临床医学中的特殊地位。近年来,随着现代医学的迅猛发展,医学新设备和新技术不断涌现,耳鼻咽喉科的诊断和治疗水平也取得了长足的进步。鼻内镜手术、鼾症手术和喉显微外科手术等得到了广泛的开展和应用,目前已成为耳鼻咽喉手术的热点。各种新设备及手术器械的引入,手术操作和手术技巧的改进,更提高了耳鼻咽喉科的治疗水平。为了更好地为患者服务,耳鼻咽喉科医务工作者需要不断地学习新理论、掌握新方法。为此,我们特组织临床一线具有丰富经验的医生,编写了这部《临床耳鼻咽喉科学新进展》,以供从事耳鼻咽喉科的工作者和与此有关的医务人员参考学习。

　　本书分为3篇11章,由耳部、鼻部、咽喉部组成。在理论部分概括总结了各疾病的病因病理、临床表现、辅助检查等诊断要点,便于读者学习掌握;在治疗方法方面,主要对耳鼻咽喉科中耳炎、鼻窦炎、咽喉炎等常见疾病的最新治疗方案进行讲解,其他疾病也尽量收列完整。编写设计上,各章节在介绍本学科成熟的诊疗方法的同时,力求展现目前耳鼻咽喉科发展的最新知识、最新理念。同时,本书结合现行的耳鼻咽喉常见疾病治疗规范及国内外同行的临床经验，尤其难得的是其中掺入了我们的独到体会。本书资料新颖，覆盖面广，紧扣临床，科学实用，期望能给阅读者提供一点新思路，以便换个角度去归纳、总结、分析临床上出现的问题，找出恰当的解决办法。

目前我国耳鼻咽喉科医生经过自己的临床实践在治疗学方面已有很多创见，国外同行在此领域也有不少可借鉴的报道、专著，本书都尽量收录。在编写过程中，涉及到了大量有关医学书籍、期刊及专家学说，在此谨向作为本书参考资料的编著者表示感谢。但由于编者较多，文笔不一，加之时间和篇幅有限，虽尽力而为，不妥与错误之处在所难免，望广大读者批评指正。

2019 年 5 月

耳部疾病篇

鼻部疾病篇

咽喉疾病篇

临床耳鼻咽喉科学新进展　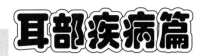

第一章　耳外伤性疾病

第一节　耳郭外伤

耳郭显露于头部，容易遭受各种损伤。多为机械性损伤，如挫伤、切割伤、撕裂伤。

一、耳郭挫伤

（一）临床表现

轻者仅表现为局部皮肤擦伤、肿胀，皮下有瘀斑。重者皮下及软骨膜下小血管破裂，血液聚集形成血肿，局部呈紫红色丘状隆起或圆形肿胀，但无急性炎症现象，触之柔软有波动感。小的血肿可自行吸收，血肿机化有时可使耳郭局部增厚变形。血肿较大是由于耳郭皮下组织少，血液循环差，难自行吸收。此外，耳郭软骨无内在营养血管，其营养主要来自软骨膜。如血肿导致大面积软骨膜与骨剥离，可引起软骨坏死，易继续感染造成耳郭畸形。

（二）治疗

血肿早期（24小时内）可先用冰敷耳郭，减少血液继续渗出。如渗出较多，应在严格消毒条件下用粗针头抽出积血，予加压包扎，同时给予抗生素防止感染。

二、耳郭撕裂伤

（一）临床表现

耳郭撕裂伤常由利刃锐器切割或交通、工伤事故所造成，可伤及耳郭部分或全部。轻者仅为一裂口，重者可造成耳郭撕裂缺损，甚至全部断离。此种创伤还常伴有颌面、颅脑及其他部位的损伤。

（二）治疗

注意身体其他部位合并伤，特别是颅脑、胸、腹等，以免耽误重要器官损伤的诊治。在全身情况允许的条件下，争取尽早清创缝合。创面应彻底冲洗，严格消毒，注意清除异物。切割伤一般伤口整齐，可直接用小针细线缝合，缝合针距

3

不要过密，缝线不可穿透软骨。撕裂、挤压伤伤口形状复杂，常伴有组织缺损，清创时应尽可能保留原有组织，确无活力的组织及破碎软骨，应修整去除。缺损较少时，可将两侧拉拢缝合；缺损较大者应尽可能对位缝合，将畸形留待以后处理。伤口缝合后，以消毒敷料轻松包扎，避免压迫，同时应用足量抗生素预防感染。24 小时后换药观察伤口，如术后感染，应提前拆线引流。耳郭创伤一般可不放引流。

三、化脓性耳郭软骨膜炎

（一）病因

化脓性耳郭软骨膜炎多因耳外伤、手术伤或邻近组织感染扩散所致。绿脓杆菌为最多见的致病菌。感染化脓后，脓液积聚于软骨膜与软骨之间，软骨因血供障碍而逐渐坏死，终影响外貌及耳郭生理功能。本病如发生于中耳乳突手术后，多见行耳内切口患者，少见于耳后切口而主动切除部分耳甲腔软骨者，估计与术后选用抗生素有关。

（二）临床表现

患者先有耳郭灼热感及肿痛感，继而红肿加重，范围增大，疼痛剧烈，坐立不安。整个耳郭除耳垂外均可迅速波及，触痛明显。若有脓肿形成，触之有波动感。

（三）治疗

早期脓肿未形成时，应用大量对致病菌敏感的抗生素，以控制感染，如用 4％～5％醋酸铝液或鱼石脂软膏外涂促进局部炎症消退。脓肿形成后，宜在全身麻醉下沿耳轮内侧的舟状窝做弧形切开，充分暴露脓腔，清除脓液，刮除肉芽组织，切除坏死软骨。如能保存耳轮部位的软骨，可避免日后耳郭畸形。术中用敏感的抗生素溶液彻底冲洗术腔，将皮肤创面对位缝合，置放多层纱布，适当加压包扎。若坏死软骨已剔净，创口将无脓液流出，逐渐愈合。仍有脓肿者，多因病灶清除不充分，需再次手术。

第二节　耳郭化脓性软骨膜炎

耳郭化脓性软骨膜炎是耳郭软骨膜和软骨的化脓性感染。耳郭感染化脓后，脓液积蓄在软骨膜与软骨之间，软骨因血液供应障碍而逐渐坏死，耳郭失去软骨支架及瘢痕挛缩致耳郭畸形（菜花耳）。

一、诊断

（一）病因

（1）耳郭外伤：多因裂伤、切割伤、钝挫伤、烧伤、冻伤、昆虫叮咬伤等继发感染，耳郭血肿、囊肿多次穿刺继发细菌感染。

（2）外耳道疖、耳郭及外耳道湿疹、接触性皮炎等继发细菌感染或感染扩散等。

（3）手术或针刺治疗等伤及耳郭软骨继发细菌感染，如中耳乳突手术做内耳或耳后切口伤及耳郭软骨；假性囊肿或血肿穿刺抽液时消毒不严；耳郭整形术后继发感染等。

致病菌：铜绿假单胞菌最为常见，其次是金黄色葡萄球菌和变形杆菌。

（二）临床表现

（1）耳郭在炎症初期红肿、增厚、灼热、剧烈疼痛，可伴体温升高，全身不适。

（2）耳郭在中期化脓并形成脓肿，有波动感，可自行穿破，脓肿穿破后耳痛稍有缓解。

（3）后期软骨蚕食性坏死，失去支架，瘢痕挛缩，正常标志消失，形成耳郭萎缩畸形（菜花耳）。

（三）检查

脓液培养有铜绿假单胞菌或金黄色葡萄球菌、变形杆菌等。

（四）诊断依据

（1）耳郭有外伤、手术、耳针等继发感染史。

（2）耳郭发热、剧痛，体温上升，血中性粒细胞增多。

（3）耳郭红肿，触痛明显。脓肿形成有波动感。脓肿破溃，则形成脓瘘管。

（4）耳淋巴结肿大压痛。

（5）脓液培养致病菌多为铜绿假单胞菌或金黄色葡萄球菌。

（6）如感染不能控制，软骨坏死，耳郭瘢痕挛缩变形（菜花耳）。

二、治疗

（1）早期脓肿尚未形成时，应用大量敏感抗生素静脉滴注，积极控制感染。如头孢他啶1～2 g静脉滴注，每天2～3次；或盐酸头孢吡肟（马斯平）1～2 g静脉滴注，每天2次；或乳酸环丙沙星氯化钠注射液（西普乐）100～200 mL静脉滴注，每天2次；或盐酸莫西沙星（拜复乐）0.2～0.4 g静脉滴注，每天1次；或头孢曲松1～2 g静脉滴注，每天1～2次等。或按细菌药物敏感试验选用抗生素全身应用。

（2）脓肿切开引流，彻底清除坏死软骨及肉芽组织，如已形成脓肿，宜在全麻下手术治疗。方法是沿耳轮内侧的舟状窝行半圆形切开，切口应超出红肿的皮肤，充分暴露脓腔，直至见到正常软骨，清除脓液，刮除肉芽组织，切除坏死软骨。若能保留耳轮软骨，可避免日后耳郭畸形；若保存部分软骨，可保留部分耳郭形态。但要彻底切除坏死软骨，避免炎症不能控制需再次手术。以灭菌生理盐水及敏感抗生素溶液反复冲洗术腔后，将皮肤复位，无菌包扎，适当加压，勿留有死腔，不予缝合。术后每天用敏感抗生素冲洗术腔换药，至局部和全身症状消退后，将皮肤贴回创面，对位缝合。若局部仍继续红肿，多需再次手术。

（3）耳郭畸形：炎症彻底治愈，可行瘢痕松解、耳郭整形手术。

三、预防

耳郭外伤，应及时处理，彻底清创，预防感染。行耳针治疗、耳郭手术时，均应严密消毒，切勿伤及软骨。

第三节　鼓膜外伤

一、病因

（一）直接外伤

如外耳道异物或取异物时的外伤，挖耳、冲洗外耳道耵聍时用力过猛，使用抽吸法取外耳道脏物时负压过低，矿渣溅入外耳道或误滴腐蚀剂等。颞骨骨折累及鼓膜者，也可引起鼓膜外伤穿孔。

（二）间接外伤

间接外伤多发生于空气压力急剧改变之时，如炮震、爆炸、掌击耳部均可使鼓膜破裂。Casler（1989）进行实验研究发现，当鼓膜受到 2.25 kg/cm^2 的压力时，可使其破裂，在 6.75 kg/cm^2 的压力下，50％成人的鼓膜发生穿孔。咽鼓管吹张或擤鼻时用力过猛，分娩时用力屏气，跳水时耳部先着水面也能使鼓膜受伤破裂。

二、临床表现

（一）症状

1. 出血

单纯鼓膜创伤一般出血不多，片刻即止，外耳道有或无鲜血流出。如并有外耳道皮肤裂伤或颞骨骨折、颅底骨折脑脊液漏，则血样液量较多。血液也可经咽鼓管流入鼻咽部而从口中吐出。

2. 耳聋

耳聋程度与鼓膜破裂大小、有无并发听骨链损伤、有无并发内耳损伤等有关。直接外伤引起的单纯鼓膜破裂，听力损失较轻；间接外伤（如爆炸）常招致内耳受损而呈混合性聋，多因爆炸时的巨响使听觉分析器产生超限抑制所致，如迷路同时受震荡，则可发生严重耳聋。

3. 耳鸣

程度不一，持续时间不一，偶伴短暂眩晕。

4. 耳痛

各种原因引起的鼓膜破裂，伤时或伤后常感耳痛，但一般不剧烈。如并有外耳道皮肤损伤或感染，疼痛会较明显。

（二）检查

1. 外耳道

耳镜检查发现外耳道或鼓膜上有血痂或瘀斑。有部分鼓膜外伤后的出血直接流入中耳腔，而在外耳道未见血迹，因而需仔细检查，必要时可应用耳内镜检查。

2. 鼓膜

穿孔大小、形态、有无并发污染等与造成损伤的原因很有关系。一般说来，鼓膜穿孔后短期内就诊，可见穿孔多呈裂孔状、三角形、类圆形和不规则形等，可见创伤特征性体征，即穿孔边缘锐利、卷曲、周边附有血痂或穿孔边缘鼓膜有表层下出血等（图1-1）。

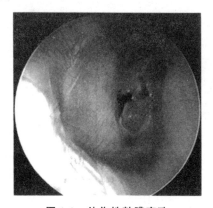

图1-1　外伤性鼓膜穿孔

（三）治疗

应用抗生素预防感染，外耳道乙醇擦拭消毒，耳道口放置消毒棉球，保持耳道内清洁干燥。预防上呼吸道感染，嘱患者勿用力擤鼻涕。如无继发感染，局部禁止滴入任何滴耳液。小的穿孔如无感染一般可自行愈合；较大穿孔可在显微镜下无菌操作将翻入鼓室内的鼓膜残缘复位，表面贴无菌纸片可促进鼓膜愈合。穿孔不愈合者可择期行鼓膜修补术。

第四节　颞骨骨折

一、颞骨的解剖

颞骨位于头颅两侧，为颅骨底部和侧壁的一部分，其上方与顶骨相接，前方与蝶骨及颧骨相接，后方与枕骨相接，参与组成颅中窝和颅后窝，故与大脑、小脑紧密相邻。颞骨为一复合骨块，由鳞部、鼓部、乳突部、岩部和茎突所组成。外耳道骨部、中耳、内耳和内耳道均包含在颞骨内。

（一）鳞部

颞骨外面（图1-2）光滑略外凸，有颞肌附着；内面（图1-3）为大脑面，有大脑沟回的压迹与脑膜中动脉沟。颞线之下，有外耳道上棘，它向深部的投影，由浅而深依次可遇鼓窦、外半规管、后半规管和内淋巴囊。棘之后方为道上三角区，此处骨面有许多小血管穿过的小孔，故又称筛区。

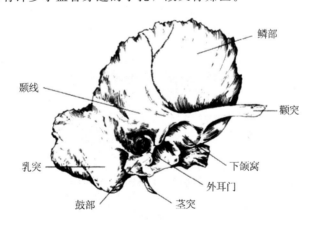

图 1-2　颞骨外面观

（二）鼓部

鼓部位于鳞部之下、岩部之外、乳突部之前，前上方以鳞鼓裂和鳞部相连，后方以鼓乳裂和乳突部毗邻，内侧以岩鼓裂和岩部相连。岩鼓裂位于下颌窝中，在鼓室前壁，内有鼓索神经穿出，并有颌内动脉的鼓室支进入鼓室。

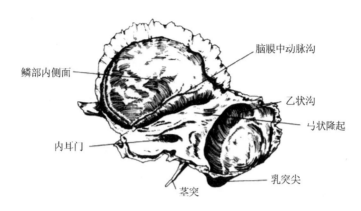

图 1-3　颞骨内面观

（三）乳突部

乳突部位于鳞部后下方，乳突尖内侧有一沟，名乳突切迹，二腹肌后腹附着于此；切迹的内侧有一浅沟，有枕动脉经过乳突。乳突内侧面为颅后窝的前下方，有一弯曲的深沟，称乙状沟，乙状窦位于其中。乳突气房发育良好者，乙状窦骨板较薄且位置偏后，其与外耳道后壁之间的距离较大；乳突气房发育较差者，则乙状窦骨质坚实，位置前移，其与外耳道后壁的距离较小，或甚为接近。后者在乳突手术时易损伤乙状窦而引起严重出血，妨碍手术进行；或可发生气栓，导致生命危险。

（四）岩部

岩部位于颅底，嵌于枕骨和蝶骨之间，内藏听觉和平衡器官。

二、纵行骨折

纵行骨折最多见，占颞骨骨折的 70%～80%。暴力作用于颞顶区，骨折线多由骨性外耳道顶后部越过鳞部，撕裂鼓膜，横贯鼓室盖，沿鼓膜张肌管向内，抵达膝状神经节，或沿颈动脉管向前抵达棘孔，向着斜坡，严重者可从破裂孔经蝶骨底延至对侧。骨折经过处可引起砧骨长突、锤骨颈、镫骨足弓和底板发生骨折。又因鼓室盖骨折，脑膜和鼓膜破裂，可发生脑脊液耳漏（图 1-4）。

（一）临床表现

1. 全身症状

颞骨骨折时常合并有不同程度的颅脑外伤（脑挫伤、脑水肿、颅内出血）等神经系统症状。

2. 出血

外耳道后上骨折，耳后软组织水肿、皮下淤血，鼓膜破裂和鼓室损伤者，血液自外耳道流出。

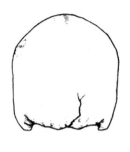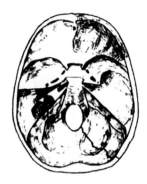

图 1-4 纵行颞骨骨折

3. 听力下降

骨折与岩部长轴垂直，主要伤及中耳，极少伤及迷路，故听力下降较轻，多为传音性聋，偶有全聋，一般无耳鸣，若有以低频为主。

4. 脑脊液漏

外耳道和（或）鼻孔流粉红色或清水样液体，如凝固后不呈痂状，提示脑脊液耳鼻漏可能。

5. 周围性面瘫

发生率较低，见于 20%～25% 的病例。一般损伤较轻，预后好。

（二）诊断

X 线颅底摄片不易发现纵形骨折，故 X 线片阴性不能排除骨折。一般说来，凡颅脑外伤合并有脑脊液耳漏者提示有岩骨骨折。CT 扫描则可反映颞骨骨折的走向，也可发现颅内血肿积气等。漏出液葡萄糖定量试验、核素扫描（ECT）可协助明确诊断。

（三）治疗原则

急性期多合并不同程度的颅内损伤、脑水肿和出血，应及早抢救，如扩创缝合，清除颅内血肿和异物，纠正休克、脱水，控制感染，纠正水及电解质和酸碱平衡紊乱。所以早期处理耳部损伤并非首要，临床上常由神经外科先处理，耳鼻喉科的处理应在病情许可后再酌情处理并发症，如治疗脑脊液耳漏、面瘫和听觉障碍等。耳道出血或脑脊液漏一般禁用堵塞，忌擤鼻、喷嚏，也不宜进行腰穿。

三、横行骨折

横行骨折较纵形者少见，占颞骨骨折的 15%～20%。暴力作用于枕乳部，骨折线由颅后窝伸向颅中窝，越过骨迷路呈多发性骨折（图 1-5）。常见的骨折部位是从枕大孔、颈静脉孔、前庭、内听道，向前到达或接近破裂孔。可分两类。①外骨折：经全段内听道、耳蜗到面神经管；②内骨折：横越内听道，损伤前庭、耳蜗和面神经。

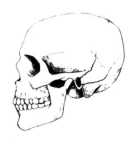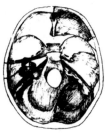

图 1-5　横形颞骨骨折

（一）临床表现

（1）全身症状同纵行骨折。

（2）出血：因骨折较少伤及鼓膜和外耳道软组织，外耳道很少出血，血鼓室常见积血多于 1～2 周内消退。

（3）听力下降：骨折易伤及内耳的前庭及内耳道，耳蜗和半规管也可累及，但较少伤及中耳，听力损失较严重，呈重度感音性聋；耳鸣严重，多为持续高频耳鸣。

（4）眩晕：有严重的眩晕和自发性眼震，症状可持续 2～3 周，后期前庭功能检查可表现为功能消失。

（5）面瘫：周围性面瘫可见于约 50％ 的病例。多为面神经水平段至内耳道段直接损伤所致，常为永久性面瘫。

（6）脑脊液漏：脑脊液可经咽鼓管流入鼻腔。

（二）诊断和治疗原则

基本上同纵行骨折。

四、混合骨折

混合骨折更少见，约见于 5％ 的病例，即多发性骨折，外耳、中耳、内耳均有损伤。

五、外伤性脑脊液耳漏

脑脊液通过颅骨外伤、缺损流入颞骨的气化空间，再经外耳道或咽鼓管流出体外者称为脑脊液耳漏，多见于颞骨骨折和手术后，先天性自发者少见。

（一）临床表现

间歇或持续性地经外耳道向外流脑脊液，如鼓膜或外耳道没有裂孔，脑脊液便可经鼓室、咽鼓管而流入鼻咽部或由鼻孔流出，则为脑脊液耳鼻漏。如脑脊液流出过多，可出现头痛和水电解质紊乱。由于逆行感染，可反复发生化脓性脑膜炎。为了与其他漏出液体鉴别，可将收集的液体进行化验，检测糖和蛋白的含量。为确定漏孔位置，可行椎管内荧光造影，或用同位素进行扫描检查。

（二）治疗原则

早期患者应采用头高位或半坐位。颅脑外伤或迷路后手术并发者，应在药物控制感染下进行脱水治疗，观察 7～10 天，一般多能自愈。如保守治疗无效的应采用手术治疗。

颞骨骨折引起者，应在急性期过后，病情稳定后采用颞部进路开颅探查。首先将硬脑膜从颅中窝底分离向上，在岩锥表面及其前面寻找骨折线；裂隙小者可用小骨片或骨蜡封闭，裂隙大者用颞肌块充填，然后取颞肌筋膜覆盖在断裂面上，脑膜破裂者用丝线缝合。

迷路或迷路后进路手术引起者，应将乳突腔重新打开，找出漏孔进行修补。脑膜缺损较大无法修补时，可采用大块颞肌筋膜或大腿阔筋膜覆盖于脑膜和乳突腔骨面上，凿取附近的骨片覆盖在筋膜上。另外应堵塞鼓窦入口（鼓室未打开者）或咽鼓管鼓口（鼓室已打开者）。术后继续脱水和使用抗生素。

第二章　外耳疾病

第一节　耳郭假性囊肿

耳郭假性囊肿是指耳郭上半部外侧前面的局限性肿胀，内有浆液性渗出液，形成囊肿样隆起。本病又名"耳郭浆液性软骨膜炎""耳郭非化脓性软骨膜炎""耳郭软骨膜间积液"等。

发病年龄以30～40岁者为多。男性多于女性，多发生于一侧耳郭。

耳郭假性囊肿相当于中医"耳壳流痰"范畴。

一、中医病因病机

本病因风邪兼挟痰湿上窜耳壳而致。多因脾胃虚弱，痰湿内生，加之风邪外犯，挟痰湿上窜耳壳，痰浊凝滞而成。

二、西医病因和发病机制

病因尚未明确，可能与外伤有关，也可能是耳郭受到某些机械刺激如硬枕压迫、无意触摸等，引起局部循环障碍所致。

三、病理

在显微镜下可见从皮肤到囊壁的组织层次为皮肤、皮下组织、软骨膜及与其密切相连的软骨层。该软骨层的厚薄依囊肿大小而定，软骨层的内面覆有一层纤维素。其表面无上皮细胞结构，故与真囊肿不同。由此可知，积液在软骨内，而非软骨膜与软骨之间。

四、临床表现

(一) 症状

发病突然，常常偶然发现耳郭前面上方局限性隆起，由小逐渐增大，肤色不变，常无痛感，可有胀感、灼热感或痒感。

（二）体征

耳郭隆起处多位于舟状窝、三角窝，或可波及耳甲腔，但不侵犯耳郭后面。肿胀范围清楚，有弹性及波动感，穿刺抽吸可得淡黄色液体。抽吸后虽可使肿块缩小或暂时消失，但可复肿如前。

五、诊断与鉴别诊断

根据病史及症状可明确诊断。在暗室中透照时透光度良好，可与血肿区别。穿刺抽吸时，可抽出淡黄色清液，培养无细菌生长。但不久又复渗出。

六、治疗

（一）中医治疗

1. 辨证治疗

（1）局部症状：本病起病突然，常于夜间睡醒偶然发现。无明显疼痛及触压痛，可有胀感、灼热感或痒感。

（2）全身症状：一般无明显全身症状。舌苔微腻，脉弦或带滑。

（3）局部检查：多发于耳壳凹面上半部。局部肿起，肤色不变，按之柔软有波动感，无明显触压痛。穿刺可抽出淡黄色黏液，但不经多时，又复肿起。

（4）治法：祛痰散结，疏风通络。

（5）代表方：二陈汤。

（6）基本处方：橘皮 6 g，法半夏 15 g，茯苓 15 g，甘草 6 g。

（7）加减：若局部麻痒、胀感者，加僵蚕 10 g、地龙 10 g、丝瓜络 12 g、当归尾 6 g、丹参 20 g、郁金 12 g，以疏风活血通络；若见食欲欠佳，可加砂仁 9 g、白术 12 g、神曲 10 g、山楂 12 g 以健脾行气消食。

2. 其他中医治疗

抽出囊肿内的液体，并加压包扎或配合选用下列方法，再加压包扎：①用艾条灸。②用磁铁异极相对贴敷。③用玄明粉溶液湿敷。④如意金黄散调敷。

（二）西医治疗

（1）常于无菌操作下多次穿刺抽液，或于抽液后注入硬化剂于腔内促使囊壁机化，加压包扎，亦可于抽液后注入 15％高渗盐水（或 50％葡萄糖液）约 0.5 mL，不加压包扎。24 小时后抽出注入液体，若为血红色，即不再注药，否则可重复注射。

（2）较为省时而有效的疗法：在严格无菌操作下，在隆起突出部位切除全层囊壁，开一小窗，清除积液，通畅引流，轻压包扎，以促进囊壁塌陷，紧贴，直至伤口愈合。

（3）其他西医外治法：轻者可行紫外线照射或超短波等物理治疗，以制止渗液与促进吸收，亦可于抽液后局部应用冷冻或磁疗。

第二节　外耳道异物

外耳道异物是指外来物体误入耳道。本病属于中医"异物入耳"范畴，亦称"诸物入耳""百虫入耳""飞蛾入耳"等。多见于儿童。

一、病因和发病机制

小儿喜将小物体塞入耳内。成人亦可发生，多为挖耳或外伤时遗留小物体或小虫侵入等。常见异物有以下几种。①动物类异物：如蚊、蝇、蚂蚁、水蛭等，偶尔飞入或爬入耳道，引起症状。②植物类异物：如豆类、果核、稻谷等。多因儿童无知，嬉戏时将异物塞入耳内或因其他事故以致异物进入。③非生物类异物：如石子、铁屑、玻璃珠类。

若为吸水性异物（豆类、纸团等），因吸水而体积膨胀，或异物损伤耳道肌肤，邪毒乘虚外侵，可致皮肤红肿、掀痛、糜烂。

二、临床表现

由于异物形态、性质、大小和所在部位的不同，而有不同的症状。

体小、无胀痛尤其是有刺激性的异物进入耳中，可长期存留于外耳道，无明显症状。

形体较大异物阻塞于耳道内，可引起耳鸣、听力障碍和反射性咳嗽等。

吸水性异物，遇水则膨胀，刺激和压迫耳道，阻塞外耳道，可引起耳闷胀感，常可引起耳道红肿、糜烂，耳痛及听力减退，并可继发外耳道炎。

动物性异物，由于在耳内爬行、骚动，使患者躁扰不安，引起剧烈耳痛和噪声，如在鼓膜处活动，或可引起眩晕及耳鸣，甚至出血或损伤耳膜，引起耳膜穿孔。

异物嵌顿于耳道峡部，疼痛较剧；接近耳膜之异物，如果压迫耳膜，可发生耳鸣、眩晕。

三、诊断与鉴别诊断

根据病史及局部检查，发现耳道的异物，可以明确诊断。应注意与耵聍栓塞相鉴别。

四、治疗

通过各种方法将异物取出为原则。异物位置未越过外耳道峡部、未塞紧外耳道者可用耵聍钩直接钩出，或用外耳道冲洗法冲出。细小能移动的异物，可用冲洗法将其冲出。冲洗时不要正对异物冲洗，以免将异物引向深入。

（1）植物性及非生物性异物：用耳钩或耳镊取出。耳钩应顺耳道与异物的空隙或耳道前下方进入，将异物钩出，操作时必须轻巧试探，以免损伤耳道或鼓膜；圆球形异物如玻璃球、小珠子等，可用刮匙钩出，切勿用镊子或钳子夹取，以防异物滑入耳道深处损伤鼓膜；质轻而细小异物，可用凡士林或胶黏物质涂于棉签头，将其黏出。

（2）活动性昆虫类异物：用植物油、姜汁、丁卡因滴入耳内，或用氯仿、乙醇或杀虫剂等滴入耳内，或用浸有乙醚的棉球塞置于外耳道数分钟，将昆虫麻醉或杀死后用镊子取出或冲洗排出。

（3）遇水膨胀或易起化学变化的异物以及耳膜有穿孔者禁用冲洗法。被水泡胀的豆类异物，可搅成小块分次取出，或用95％乙醇溶液滴耳，使其脱水收缩后，再行取出。

（4）异物较大，且于外耳道深部嵌顿较紧者：须于局麻或全身麻醉下行耳内或耳后切口，必要时还须凿除部分骨性外耳道后壁，以取出异物。幼儿患者宜在短暂全麻下取出异物，以免术中不合作造成损伤或将异物推向深处。

（5）外耳道有继发感染者：应先行抗感染治疗，待炎症消退后再取异物；或取出异物后积极治疗外耳道炎。

第三节　耵聍栓塞

外耳道软骨部皮肤具有耵聍腺，分泌淡黄色黏稠液体，称耵聍。若外耳道耵聍积聚过多，形成团块，阻塞外耳道，称耵聍栓塞。

本病属于中医"耵耳"范畴，亦称"耵聍栓塞"。

一、中医病因病机

耳中津液结聚，形成耵聍。风热邪毒外侵，与耵聍搏结成核，堵塞耳窍，清窍被堵，压迫耳道肌肤，妨碍血脉流通，邪毒乘隙入侵，湿热郁蒸耳窍，以致耳窍不通而为病。《诸病源候论》卷二十九说："耳耵聍者，耳里津液结聚所成，人耳皆有之，轻者不能为患，若加以风热乘之，则结聚成丸核，塞耳也令暴聋。"亦有因耳道狭窄，或有肿物等影响耵聍排出，致阻塞耳道。正常时，耵聍随下颌关节运动，向外排除脱落。

二、西医病因

耵聍栓塞的主要病因是耵聍分泌过多或排出受阻。如果外耳道狭窄、异物存留、下颌运动无力等，可致耵聍排出受阻；耵聍分泌过多，多因外耳道炎症、尘土等刺激外耳道。

三、临床表现

（一）症状

患者可出现听力减退、耳鸣、耳痛，甚至眩晕，也可因刺激外耳道迷走神经耳支引起反射性咳嗽。遇水后耵聍膨胀，完全阻塞外耳道，可使听力减退，还可刺激外耳道引起外耳道炎。

（二）体征

可见棕黑色或黄褐色块状物堵塞外耳道内。耵聍团块质地不等，有的松软如泥，有的坚硬如石。

四、诊断与鉴别诊断

局部检查发现耵聍堵塞是本病的主要诊断依据。

五、治疗

耵聍如不完全阻塞耳道者，无明显症状。若耵聍较大或当耵聍遇水膨胀而致完全阻塞耳道者，则有耳窍阻塞感，听力减退。若压迫耳膜，可引起耳鸣、眩晕等症状。耵聍压迫损伤耳道肌肤，可引起耳道肿胀、疼痛、糜烂。

（一）外治

外治主要为将耵聍取出。耵聍取出后，则诸症亦随之而愈。

对可活动、未完全阻塞外耳道的耵聍可用膝状镊或耵聍钩取出。较软的耵聍可将其与外耳道壁分离后用膝状镊分次取出；较硬者用耵聍钩从外耳道后上壁将耵聍与外耳道壁分离出缝隙后，将耵聍钩扎入耵聍团块中间，慢慢钩出，尽量完整取出。

耵聍大而坚硬，难于取出者，先用无刺激性的香油或白酒或其他植物油、3%皂角液、饱和碳酸氢钠溶液等，每日滴4～6次，滴入耳内，1～2天后待其软化再行取出；或用冲洗法将其冲出，或用吸引器吸出。冲洗方向必须斜对外耳道后上壁，若直对鼓膜，可引起损伤；若直对耵聍或异物，则可将其冲入外耳道深部，更不利于取出。

外耳道肿胀、疼痛、糜烂者，应先控制炎症，再取耵聍。

（二）内治

1. 中医治疗

外耳道皮肤损伤，红肿、糜烂、疼痛，可内服栀子清肝汤，或龙胆泻肝汤，以清热、消肿、止痛。

2. 西医治疗

症状严重者，应用足量抗生素或其他合成抗菌药物控制感染，一般可用青霉素类、头孢菌素类等药物。

第四节　外耳湿疹

外耳湿疹是指由多种内外因素引起的发生于外耳皮肤的变态反应性炎症，好发于外耳道、耳甲腔、耳后沟或耳周皮肤。临床上分为急性、慢性两型。中医称"旋耳疮"，或称"黄水疮""月蚀疮"。

一、中医病因病机

（一）风热湿邪犯耳

急性期多因脓耳的脓液浸渍，或邻近部位之黄水疮漫延至耳部，或因接触某些刺激性物而致风湿热邪毒侵袭，并引动肝胆之湿热循经上犯耳窍肌肤而为病。

（二）血虚生风化燥

慢性期多为发病日久，湿热缠绵，致伤脾胃，脾胃虚弱，气血生化不足，或病久伤阴，阴血耗损，导致血虚生风，风盛化燥，耳部肌肤失于滋润而致。

二、西医病因和发病机制

因摄取致敏食物，如鱼、虾、牛奶等，或外耳道脓液刺激，外用药物、纺织品、化妆品、喷发剂刺激或过敏等，引起外耳皮肤的变态反应。

三、病理

外耳湿疹为变态反应性炎症，其病理变化为组织变态反应、充血水肿、渗出、结痂。

四、临床表现

（一）症状

急性期患处瘙痒、烧灼感或有黄水流出。严重者全身可有发热或全身不适，睡眠欠佳，胃纳差，大便干结。慢性湿疹为外耳剧痒不适。

（二）体征

急性期检查见局部皮肤颜色加深、红斑或粟粒状小丘疹、水泡。溃破后流出黄水。表皮糜烂、痂皮覆盖，可导致外耳道狭窄。慢性湿疹主要表现为患处皮肤增厚、粗糙、脱屑、皲裂、结痂、苔藓样变。

五、诊断与鉴别诊断

（一）诊断

依据局部症状、体征及病原体接触、过敏史可做出准确诊断。

（二）鉴别诊断

1. 外耳道疖

主要表现为耳部疼痛，牵拉耳郭耳痛加剧，检查见外耳道软骨部皮肤有局限性红肿或有黄白色脓点，破溃后有黄稠脓液流出，或带血。

2. 外耳道炎

主要表现为耳道内疼痛，或有少量黏脓性分泌物流出，外耳道皮肤弥漫性红肿或增厚、粗糙、结痂。但外耳道湿疹表现有明显的丘疹和水疱，这是本病与外耳道炎鉴别的要点。

六、治疗

（一）中医治疗

1. 辨证治疗

外耳湿疹的发生多与气血亏虚、脏腑功能失调和外感风热湿毒之邪有关，要注重辨其虚实，进行分型分类治疗。

（1）风热湿毒蒸耳。①局部症状：外耳道或耳郭周围瘙痒、灼痛明显。②全身症状：可有发热、烦躁、睡眠不安等。舌红，苔黄腻，脉弦数或滑数。③局部检查：外耳道或耳郭周围肤色潮红，丘疹或水疱，溃后流黄水，皮肤糜烂，或结皮痂。④治法：祛风止痒、清热利湿。⑤代表方：消风散。基本处方：荆芥 12 g，防风 12 g，牛蒡子 12 g，蝉衣 6 g，苍耳子 10 g，苦参 12 g，木通 10 g，石膏 15 g，知母 12 g，生地黄 15 g，当归 9 g，胡麻仁 15 g。偏湿热壅盛者，宜清泻肝胆湿热。⑥代表方：龙胆泻肝汤。基本处方：柴胡 6 g，龙胆草 10 g，车前子 10 g，黄芩 10 g，泽泻 10 g，山栀子 10g，木通 6 g，当归 6 g，生地黄 15 g，甘草 6 g。加减：湿重者，加川萆薢 10 g 以加强利湿之功。

（2）血虚生风化燥。①局部症状：病程较长，反复发作，耳部痒痛甚，抓搔后有小血点或结痂。②全身症状：全身可伴有脸色萎黄，食少，身倦乏力。舌质淡红，苔白，脉细缓。③局部检查：耳道、耳壳及周围之皮肤增厚、粗糙、皲裂、上覆皮痂。④治法：养血熄风，滋阴润燥。⑤代表方：地黄饮。基本处方：

熟地黄15 g，当归10 g，首乌15 g，生地黄15 g，牡丹皮15 g，玄参10 g，红花9 g，白蒺藜10 g，僵蚕9 g，甘草10 g。加减：若虚火盛，局部痛明显，去当归，加黄柏10 g、知母10 g以降虚火。

2. 中成药

（1）十味龙胆花颗粒：适合于湿热型湿疹。

（2）乌蛇止痒丸：适合用于血虚风燥型湿疹。

3. 其他中医治疗

外耳湿疹的治疗除了全身治疗外，局部治疗也是十分重要的，局部用药可以使药物直接作用于病变部位，增强疗效。

（1）外洗及湿敷：用金银花、苦参、白藓皮、黄柏各15 g，煎水外洗或湿敷患处。

（2）滴耳：选用黄连滴耳液滴耳。

（3）涂耳：脓多者可用金银花煎水清洗后用黄连膏涂患处。

（4）烟熏疗法：苍术、黄柏、苦参、防风各9 g，白藓皮30 g，五倍子15 g。将上述药末放在较厚草纸内制成纸卷，或将药末置于特制熏炉内，点燃，使烟雾直蒸患处，每日1～2次，每次15分钟。

（5）针刺疗法：选曲池、足三里、三阴交、血海、委中等穴，用清法，留针20分钟，每日或隔日1次。

（二）西医治疗

主要是针对病因，首先了解和消除致病因素，避免接触过敏物或刺激因素。局部忌用热水或肥皂清洗，或擦涂有刺激性的药物；禁止抓痒、挖耳；若疑是用药引起，应即停用有关的药物；如是中耳流出的脓液刺激引起的，应积极治疗中耳炎。治疗以抗过敏、止痒收敛为原则，保持局部清洁，避免引起继发感染。可分局部治疗和全身治疗。

1. 全身治疗

全身治疗可选用抗组胺药或皮质类固醇，以减轻症状，促进湿疹好转。有继发感染者，可内服或注射抗生素。抗组胺类药物如下。

（1）苯海拉明25 mg，每天2次。

（2）氯雷他定（开瑞坦）10 mg，每天1次。

（3）西替利嗪10 mg，每天1次。皮质类固醇类：①泼尼松10 mg，每天3次。②严重者，可用地塞米松10 mg加入5％葡萄糖液250 mL，静脉滴注，每天1次。

2. 局部治疗

耳部患处保持清洁、干燥，消炎为主，避免继发性感染。

（1）渗液较多时，可用3％过氧化氢清洗患处，或用15％氧化锌溶液湿敷。

（2）渗液较少或仅有红斑、丘疹时，可涂用氧化锌糊剂及各种类固醇软膏或霜剂。

（3）有脓性分泌物，则可配合应用抗生素软膏涂患处。

（4）若局部皮肤增厚明显，可用3％水杨酸软膏涂布。

第五节　外耳道疖与外耳道炎

外耳道疖又名局限性外耳道炎，发生于外耳道软骨部，为该部皮肤毛囊、皮脂腺的急性化脓性感染，中医称"耳疖"。外耳道炎又称弥散性外耳道炎，系外耳道皮肤及皮下组织的弥散性感染性炎症，中医称"耳疮"。

一、中医病因病机

中医认为，本病急性期多为风热邪毒侵袭耳道，或肝胆湿热蒸灼耳窍所致。

（一）风热邪毒侵袭

多因挖耳恶习，损伤耳道，风热邪毒乘机侵袭；或因污水入耳；或因脓耳之脓液浸渍外耳道而染毒发病。《诸病源候论》卷二十九说："耳疮候……风热乘之，随脉入于耳，与血气相搏，故耳生疮。"《外科正宗》卷四亦说："浴洗水灌于耳中，亦致耳窍做痛生脓。"

（二）肝胆湿热上蒸

热毒壅盛，兼挟湿热，引动肝胆火热循经上乘，蒸灼耳道，壅遏经脉，逆于肌肤而致耳道漫肿、赤红。

二、西医病因和发病机制

外耳道疖多发生于外耳道软骨部皮肤的皮脂腺、毛囊和耵聍腺处。外耳道炎发生在外耳道皮肤或皮下组织。常见致病菌大多数为金黄色葡萄球菌，少数为白色葡萄球菌和链球菌、铜绿假单胞菌、变形杆菌等。

发生感染的病因常为以下几种。

（1）耳道皮肤局部损伤或刺激所致，如挖耳、异物损伤、细菌感染。

（2）药物刺激、脓性分泌物刺激、污水液浸渍、不正确的外耳道冲洗等，致外耳道皮肤损伤，病菌直接感染而发病。

（3）全身性疾病使全身或局部抵抗力下降，是引起本病的诱因。糖尿病、长期便秘、身体衰弱者尤易患病和复发。

三、病理

外耳道炎、外耳道疖为非特异性炎症。其主要的病理变化为皮肤真皮浅层血管充血、水肿和多形核白细胞浸润，急性炎症细胞浸润，毛囊小脓肿形成。

四、临床表现

（一）外耳道疖

1. 症状

主要表现为耳部较剧烈的跳动性疼痛，常放射至同侧头部，张口、咀嚼或打呵欠时疼痛加剧；夜间常因剧烈耳痛而难以入睡；牵拉耳郭及压迫耳屏可使耳部疼痛加剧；由于耳道内肿疖堵塞，可有阻塞感或影响听力。

2. 体征

（1）发病早期：局部检查见外耳道软骨部皮肤有局限性红肿；有耳屏压痛和耳郭牵引痛明显。体温可有升高。

（2）成熟期：局限性红肿顶部可有黄白色脓点，破溃后有稠厚脓液流出，或带血；耳前耳后淋巴结肿大、压痛；耳屏压痛和耳郭牵引痛稍减轻。

（二）外耳道炎

1. 症状

耳道内有灼热感、疼痛或胀痛，逐渐加剧，咀嚼及说话时加重。

2. 体征

外耳道皮肤充血、肿胀，有分泌物流出，初期稀薄，渐变为脓性；甚者外耳道明显肿胀，外耳道狭窄甚至完全闭塞。可有耳前耳后淋巴结肿大；体温可有升高。

五、实验室和其他辅助检查

（1）细菌培养：外耳道分泌物细菌培养可发现致病菌，可做药物敏感试验。

（2）血常规检查：可出现白细胞增高。

（3）严重者听力检查：可呈轻度传导性耳聋。

六、诊断与鉴别诊断

（一）诊断

根据病史、临床表现及各项检查结果，不难做出诊断。外耳道疖为局限性红肿性病变，外耳道炎是弥漫性病变，两者也不难鉴别。

（二）鉴别诊断

1. 化脓性中耳炎

耳内流脓，检查见外耳道皮肤多正常或潮红，或有脓液停留，鼓膜有穿孔、充血。没有耳屏压痛和耳郭牵引痛，可有轻度听力下降。X线片示乳突炎等体征，可资鉴别。

2. 耳后骨膜下脓肿

耳后骨膜下脓肿表现为耳后乳突部肿胀压痛，耳壳被推向前外方，脓肿形成后有波动感，外耳道无红肿，有化脓性中耳炎病史。X线片示乳突气房模糊或有乳突骨质破坏等。

七、治疗

局部治疗与全身治疗相结合，也可以中医、西医结合治疗。

（一）中医治疗

1. 辨证治疗

（1）风热邪毒犯耳。①局部症状：耳部灼热疼痛，张口、咀嚼或牵拉耳郭、压迫耳屏时疼痛加剧。②全身症状：伴恶风发热，头痛，周身不适。舌质红，苔白，脉浮数。③局部检查：外耳道局限性红肿，隆起如椒目，表面有黄白色分泌物；或为弥漫性红肿，表面有黄白色分泌物。④治法：疏风清热，解毒消肿。⑤代表方：五味消毒饮。⑥基本处方：金银花10 g，野菊花15 g，蒲公英15 g，紫背天葵15 g，紫花地丁15 g。⑦加减：若疔肿成脓或疮脓较多，应加强排脓之品，加皂角刺12 g、露蜂房10 g。

（2）肝胆湿热熏耳。①局部症状：耳部疼痛较剧，痛引腮脑，耳前或耳后臀核肿大疼痛。②全身症状：发热，口苦咽干，小便短黄，大便秘结。舌红，苔黄腻，脉弦数。③局部检查：外耳道见局限性红肿，高突如半球状，顶部可见黄色脓点，周围肌肤红赤，或溢少许稠厚脓血；或为耳道皮肤漫肿红赤，或为弥漫性红肿，有黄黏渗液。④治法：清泻肝胆，解毒消肿。⑤代表方：银花解毒汤。⑥基本处方：金银花15 g，紫花地丁15 g，连翘10 g，黄连10 g，夏枯草15 g，丹皮15 g，水牛角15 g，赤芍12 g。⑦加减：肝胆湿热较盛者可用龙胆泻肝汤；脓成未破加皂角刺12 g、穿山甲15 g（先煎）以解毒排脓，促其脓出，邪热得以外泄。

2. 中成药

牛黄解毒片：适合用于风热邪毒侵袭型。龙胆泻肝颗粒、十味龙胆花颗粒：用于肝胆湿热型。

3. 其他中医治疗

外耳道清洗：选用虎杖、金银花煎水清洗患耳，每天1～2次；黄连滴耳液滴患耳，每天3次。

（二）西医治疗

1. 全身治疗

可根据细菌培养的药物敏感试验结果选用抗生素，或未做药敏试验前，首选青霉素或大环内酯类抗生素。①青霉素80万U肌内注射，每天2次。②红霉素250 mg口服，每日3次或4次。

2. 局部治疗

（1）在3%过氧化氢溶液清洗外耳道后，用浸有抗生素及激素的小纱条，松松地塞入外耳道内进行湿敷，并每隔 2～3 小时滴该药液 1 次，保持纱条湿润，每日更换纱条 1 次。

（2）局部可用 5％鱼石脂软膏、红霉素软膏涂布。

（3）若已成脓，可切开排脓。应注意切熟不切生、切软不切硬、切直不切横的外耳道疖切排原则。

3. 病因治疗

积极治疗化脓性中耳炎。积极治疗各种相关的全身性疾病。

第六节　外耳道真菌病

外耳道真菌病是外耳道真菌感染性疾病。真菌易在温暖潮湿的环境生长繁殖。我国南方气候湿热的省份多见。患者以中青年居多。中医称"耳痒"或"外耳道霉痒症"。

一、中医病因病机

外耳道真菌的发病原因主要有外因和内因。外因多为风火痰湿结聚耳窍；内因多为肝肾不足，湿毒上攻耳窍。

二、病因和发病机制

致病菌为真菌，以曲霉、青霉及假丝酵母（又称念珠菌）、芽生菌、毛霉、放射菌、卵生菌等较为常见。当外耳道进水或积存分泌物、长期滥用抗生素液滴耳等情况下较易受真菌感染。发生感染的病因常为：①正常人外耳道处于略偏酸性的环境，外耳道不适当用药，使外耳道 pH 发生改变，有利于真菌的滋生。②耳道皮肤局部损伤，如挖耳、异物损伤，可引起真菌感染。③耳炎脓性分泌物、污水液浸渍、外耳道分泌物堆积和刺激等，真菌直接感染或滋生而发病。④全身慢性疾病，使全身或局部抵抗力下降，是引起本病的诱因，身体衰弱者尤易患病和复发；或长期大量应用、滥用抗生素，都有利于真菌滋生。

三、病理

外耳道真菌感染的病理变化是真菌感染皮肤，致皮肤浅层组织细胞浸润、血管充血、表皮结痂、脱落。感染不同的真菌，引起的局部组织病理改变也不同。如曲霉感染一般不侵犯骨质，无组织破坏；白色念珠菌感染早期以渗出为主，晚期为肉芽肿性炎症；芽生菌、放线菌引起化脓和肉芽肿性改变；毛霉侵入血管可引起血栓、组织梗死、白细胞浸润。

四、临床表现

（一）症状

（1）早期轻者可无症状或有轻微痒感，进一步发展，有耳内发痒及闷胀感，有时奇痒，以夜间为甚。

（2）合并感染时可引起外耳道肿胀、疼痛和流脓。

（3）耳道阻塞，鼓膜受侵犯时，可有听力下降，耳鸣，甚至眩晕。

（二）体征

外耳道有状如薄膜或呈筒状痂皮，除去后见患处略充血潮湿，或见外耳道糜烂、表皮覆盖白色或奶油样沉积物，或有丘疹、脓疱、脓液。鼓膜覆盖有黄黑色或白色粉末状或绒毛状真菌。

（三）常见并发症

严重的真菌感染可引起坏死性外耳道炎，如以化脓和肉芽为主的，可能会发生面瘫。

五、实验室和其他辅助检查

取外耳道分泌物做细菌培养可发现病菌。皮痂涂片时，加 1~2 滴 10%氢氧化钠（钾）液，在显微镜下可见菌丝和孢子。

六、诊断与鉴别诊断

（一）诊断

根据病史、临床表现及各项检查结果，不难做出诊断。

（二）鉴别诊断

（1）外耳湿疹：主要是耳郭、外耳道及其周围皮肤呈红斑或粟粒状小丘疹，破溃后流黄水，表面糜烂、结痂、脱屑。而外耳真菌表现为耳道奇痒，外耳道覆盖有黄黑色或白色粉末或绒毛状真菌。

（2）外耳道炎：主要表现为耳痛、灼热感，检查见外耳道弥漫性红肿，少量黏性分泌物停留，但无黄黑色或白色粉末或绒毛状物停留。

七、治疗

（一）中医治疗

1. 风火痰湿袭耳

（1）局部症状：一侧或双侧耳奇痒或痒痛，伴耳胀闷不适或低音调耳鸣。

（2）全身症状：可有头痛发热，睡眠差。舌红，苔白或腻，脉弦。

（3）局部检查：检查见外耳道有灰褐色痂皮附着或堵塞，上有黄白色霉点，去除痂皮后见外耳道皮肤潮红、肿胀、渗液。

（4）治法：祛风解毒，清热化痰。

（5）代表方：玄参贝母汤。

（6）基本处方：防风 12 g，白芷 6 g，蔓荆子 10 g，天麻 10 g，川贝母 10 g，茯苓 15 g，法半夏 12 g，花粉 15 g，玄参 12 g，甘草 6 g。

（7）加减：湿邪偏重可加地肤子 10 g、苦参 12 g 以祛湿止痒。

2. 肝肾不足，耳窍失濡

（1）局部症状：耳内奇痒难忍，耳胀闷或耳内蝉鸣。

（2）全身症状：神疲，腰酸痛，睡眠差。舌淡红，苔薄，脉弦细。

（3）局部检查：外耳道有灰褐色或黄白色霉点，去除后见外耳道皮肤潮红、脱屑、粗糙。

（4）治法：滋补肝肾，祛风解毒。

（5）代表方：一贯煎。

（6）基本处方：沙参 12 g，生地黄 15 g，麦冬 10 g，枸杞 15 g，当归 10 g，川楝子 12 g。

（7）加减：若湿热偏重，可加土茯苓 15 g 以加强清热利湿。若偏风重可加蔓荆子 12 g、白藓皮 12 g 以加强驱风止痒。

（二）西医治疗

尽量保持外耳道干燥。局部用药为主，一般不需要全身应用抗真菌药。

1. 局部治疗

（1）外耳道清洁：用 3% 过氧化氢溶液清除外耳道内的污物后，保持皮肤干燥。

（2）外耳道涂药：用 1% 益康唑霜、克霉唑霜、咪康唑霜等做外耳道涂搽。

2. 全身治疗

病情严重者，静脉滴用抗真菌药物治疗。

3. 病因治疗

积极治疗外耳道炎症及化脓性中耳炎，正确使用抗生素和激素。

第三章 中耳普通炎性疾病

第一节 分泌性中耳炎

分泌性中耳炎是以中耳积液及听力下降为主要特征的中耳非化脓性炎症性疾病。国内外文献对此病的命名还有"渗出性中耳炎""卡他性中耳炎""非化脓性中耳炎""浆液性中耳炎""中耳积水以及胶耳"等。此病多发生于儿童，根据不同学者报道，其发病率在14％～62％，发病年龄多在10岁以前。3～10岁儿童中20％～50％有过中耳积液史。本病如果治疗不当或予忽视，可导致严重听力损害，影响儿童的语言和智力发育。本病属于中医学的"耳胀""耳闭""气闭耳聋"等的范畴。

一、病因病机

中医认为，本病由于风热或风寒侵袭，肺失宣肃，以致耳窍经气不宣，而出现耳胀之症；或素有肝胆湿热之人，复感湿热之邪，湿热交蒸，循经上扰，停聚耳窍；或脾胃虚弱，运化失职，水湿内停，聚湿成痰，痰浊困结耳窍；或耳胀失治，或反复发作，以致邪毒滞留，气血瘀滞，脉络受阻，耳窍为之闭塞不通；或脾肾虚损，精气不足，不能上注，耳窍失养，以致闭塞失用，均可引起耳闭之症。

现代医学认为分泌性中耳炎病因尚未完全明了。主要与以下因素有关。①咽鼓管功能障碍：包括各种原因，如上呼吸道感染、增殖体肥大、慢性鼻窦炎分泌物、鼻息肉、鼻咽肿瘤等导致咽鼓管阻塞；或由于咽鼓管表面活性物质减少，提高了管内的表面张力，影响管腔的正常开放；以及急性中耳炎细菌外毒素或咽鼓管管腔内的分泌物影响咽鼓管纤毛的输送功能导致咽鼓管的清洁和防御功能障碍。②感染：目前认为是中耳的一种轻型的或低毒性的细菌感染。③免疫反应：慢性分泌性中耳炎可能是一种由抗感染免疫介导的病理过程。④气压伤：高空飞行，潜水等引起的气压损伤。

二、病理

咽鼓管阻塞、通气功能障碍，中耳气体中的氧被黏膜吸收而致中耳腔形成负压，促使中耳黏膜血管扩张，通透性增加，浆液渗出而产生中耳积液，伴上皮下组织水肿，黏膜增厚，病变进一步发展则黏膜内腺体组织化生，黏液分泌增多。恢复期，腺体逐渐退化，分泌物减少，黏膜可逐渐恢复。

三、临床表现与诊断

根据病史、临床症状及对鼓膜的仔细观察，结合纯音测试、声阻抗检查结果，一般诊断不难。如鼓膜穿刺抽出积液，即可确诊。

（一）症状

1. 耳聋

急性分泌性中耳炎患者在起病之前多患有上呼吸道感染病史，以后听力逐渐下降，常伴有自听增强。如仅有部分鼓室积液，低头或躺下时听力有改善。慢性分泌性中耳炎起病隐袭，听力逐渐下降而患者说不出发病的时间。小儿多无听力下降的主诉，婴幼儿可表现为语言发育迟缓，儿童则常表现为对父母的呼唤不理睬，看电视时要求过大的音量等。如果单耳患病，则长期听力下降而不易被发现。

2. 耳痛

急性分泌性中耳炎起病时常有耳痛或耳胀痛，也常常是儿童患者早期唯一主诉。慢性患者多无耳痛或有轻微耳内隐痛。

3. 耳胀闷感

耳内胀闷感、堵塞感是成人常见症状，常用手按压耳门可获暂时的缓解。

4. 耳鸣

耳鸣多为低音调、间歇性。头部运动时，中耳积液流动也可感觉耳内有水流声。

（二）体征

鼓膜完整，早期鼓膜充血，失去正常光泽，紧张部或整个鼓膜内陷，光锥消失或变形，锤骨柄向后、上方移位，锤骨短突凸出。鼓室积液时，鼓膜失去正常光泽，呈琥珀色或黄色，常可看到液平面或水泡，液平面中部稍凹，形如发丝，与地面平行，且随头位而变动。慢性期鼓膜呈内陷位，增厚，失去光泽，颜色暗淡，表面显现乳白色斑块，活动性差。

（三）实验室和其他检查

1. 听力检查

音叉试验及纯音听力测试一般为传导性耳聋，晚期可为混合性耳聋。

2. 声阻抗检查

鼓室图对本病的诊断具有重要价值，特别在无法检查听力的儿童中有较大的诊断价值。检查结果表现为平坦型（B型）或负压型（C型）。平坦型（B型）为分泌性中耳炎的典型曲线。镫骨肌反射均消失。

3. 诊断性鼓膜穿刺术

对于不典型病例，可行鼓膜穿刺以明确诊断。

4. 鼻咽部检查

成人应做详细的鼻咽部检查，了解鼻咽部病变，特别注意排除鼻咽癌。

（四）鉴别诊断

1. 鼻咽肿瘤

分泌性中耳炎常为鼻咽癌的唯一临床表现或早期症状。因此对患分泌性中耳炎特别是一侧分泌性中耳炎的成年患者，应注意鼻咽部有无肿瘤。

2. 突发性耳聋

纯音听阈测定为神经性耳聋，重振试验阳性。声阻抗检查鼓室图为正常型（A型）。此外需注意与脑脊液耳漏、颞骨骨折、胆固醇肉芽肿、外淋巴瘘等疾病相鉴别。分泌性中耳炎晚期并发症有粘连性中耳炎、胆固醇肉芽肿、鼓室硬化等。

四、治疗

分泌性中耳炎的治疗以中医治疗为主，如积液明显或耳胀闷感较重，可配合鼓膜穿刺抽液或抽液后注入类固醇激素等药物。积液顽固者，可配合鼓膜置管术并积极治疗病因。

（一）辨证论治

1. 风邪侵袭、经气痞塞

耳内作胀，不适或耳内胀痛，耳鸣如闻风声，耳内有回声感，听力下降。全身症状可伴有风热或风寒感冒的症状。舌淡红，苔薄白或薄黄，脉浮。局部检查见外耳道干净，耳膜微红，或轻度内陷，鼻窍肌膜红肿。治宜疏风宣肺，散邪通窍。方选银翘散加减。偏于风寒者，荆防败毒散加减。

2. 肝胆湿热、上犯耳窍

耳内胀闷堵塞，耳鸣如机器声，听力减退。全身症状可伴口苦咽干、鼻塞、涕黄稠、大便秘结、小便黄。舌红，苔黄腻，脉滑数。局部检查见耳膜红或外凸，或见耳膜后有一水平暗影，随头位改变而移动。治宜清肝胆湿热，行气通窍。方选龙胆泻肝汤合通气散加减。鼻塞、流涕黄稠者，加辛夷、白芷以通鼻窍。中成药用龙胆泻肝丸。

3. 脾胃虚弱、痰浊困结

耳内胀闷堵塞，耳鸣鸣声低沉，听力减退。全身症状伴倦怠乏力，纳少，食后腹胀，面色萎黄，唇色淡，大便时溏。舌淡齿印，苔白腻或滑润，脉细弱。局部检查见耳膜微黄或油黄色，或见耳膜后有一水平暗影，随头位改变而移动。治宜健脾益气，燥湿化痰。方选陈夏六君汤加味。如积液黏稠，加胆南星、枳实加强涤痰行气之力。中成药用参苓白术散。

4. 邪毒滞留、气滞血瘀

耳内胀闷堵塞感，日久不愈，甚者如物阻隔，听力减退，逐渐下降。耳鸣如蝉或嘈杂声。全身症状一般不明显，可兼有脾虚、肾虚的症状。局部检查见耳膜凹陷明显，甚至粘连，或耳膜增厚，有灰白色沉积斑。耳膜活动度较差。治宜行气活血通窍。方选通气散合通窍活血汤加减。兼肺脾气虚者，加党参、北芪健脾益气，或用益气聪明汤或补中益气汤；兼肾阳虚者，配附桂八味汤温补肾阳；兼肾阴虚者，加服六味地黄汤滋补肾阴。

（二）西医治疗

原则是清除中耳积液，改善中耳通气引流，积极治疗病因及预防感染。

1. 药物治疗

急性分泌性中耳炎可选用青霉素类、红霉素、头孢拉定等抗生素以控制感染，顽固病例可短期应用糖皮质激素，如泼尼松或地塞米松等。

2. 解除咽鼓管功能障碍及鼓室负压

可应用血管收缩剂滴鼻，如 1‰麻黄碱盐水、盐酸羟甲唑啉等。上呼吸道急性炎症消退后可行咽鼓管吹张。还可行理疗如鼓膜按摩、红外线、超短波、氦氖激光照射等。

3. 清除鼓室积液

常用鼓膜穿刺抽液，必要时可重复穿刺，亦可于抽液后注入类固醇激素药物，或注入 α-糜蛋白酶，使积液稀化易于排出；积液较稠者，可行鼓膜开术，然后用负压将鼓室内液体全部吸尽。反复穿刺不愈、病情迁延、胶耳者，可行鼓室置管术以利鼓室通气引流。

4. 病因治疗

积极治疗鼻咽或鼻腔疾病，如腺样体切除术、鼻中隔矫正术、下鼻甲手术、鼻息肉摘除术等。

5. 鼓室探查术或乳突手术

慢性分泌性中耳炎者经上述各种治疗无效或疑演变为胆固醇肉芽肿性中耳乳突炎、粘连性中耳炎、应行鼓室探查术或单纯乳突开放术，并根据术中所见，再进行适当的手术。

（三）其他中医治疗

1. 针灸

以局部取穴与远端取穴相结合的方法。耳周取听宫、听会、耳门、翳风，远端可取合谷、内关。每次选 2～3 穴，中强度刺激，留针 10～20 分钟。脾虚者，加刺足三里、脾俞等穴；肾虚者，加刺三阴交、关元、肾俞，用补法。

2. 穴位注射

取耳周穴如耳门、听宫、翳风等，选用丹参注射液、当归注射液、毛冬青注射液等，每次每穴注入0.3～0.5 mL。隔日 1 次。

五、预防与调护

注意适当使用滴鼻药物，使鼻腔通气，保持咽鼓管通畅，对本病的治疗非常重要；清除鼻腔涕液时，切忌用力，以免将鼻涕逆行擤入咽鼓管。

六、预后与转归

急性分泌性中耳炎预后良好。部分慢性分泌性中耳炎可影响听力，后遗粘连性中耳炎、鼓室硬化、胆固醇肉芽肿。

第二节　急性化脓性中耳炎

急性化脓性中耳炎是细菌感染引起的中耳黏膜的急性化脓性炎症，病变主要位于鼓室，但中耳其他各部亦常受累。好发于幼儿及儿童。临床上以耳痛、耳流脓、鼓膜充血、穿孔为主要特点。本病属于中医学的"急性脓耳"范畴。

一、病因病机

中医认为本病多为风热湿邪外袭，也有因污水入耳，外邪之气内侵，湿蕴于中，郁而化热，湿热郁蒸耳窍，化生脓汁形成脓耳；或肝胆之火内蒸，邪热结聚于耳窍，蒸灼耳膜，搏于气血，血肉腐败，脓汁则生，而成脓耳。

现代医学认为本病主要的致病菌有肺炎链球菌、流感嗜血杆菌、乙型溶血性链球菌、葡萄球菌、铜绿假单胞菌等。通过以下 3 种途径感染。①咽鼓管途径：急性上呼吸道感染、传染病或跳水、擤鼻不当等，引起咽鼓管黏膜充血、肿胀、纤毛运动障碍，致病菌循咽鼓管侵入中耳；另外婴幼儿基于其解剖生理特点，哺乳位置不当也可引起本病。②外耳道鼓膜途径：鼓膜外伤、不正规的鼓膜穿刺或鼓室置管，致病菌由外耳道直接侵入中耳。③血行感染途径，较少见。

二、病理

急性化脓性中耳炎早期，中耳黏膜充血，血浆、纤维蛋白、红细胞及多形白细胞渗出，鼓室黏膜增厚，纤毛脱落，杯状细胞增多。鼓室内有炎性渗出物聚集，并变为脓性。室内的压力随鼓室积脓的增多而增加，鼓膜受压而贫血，因血栓静脉炎，终致局部坏死溃破，出现穿孔，脓液外泄。若治疗得当，局部引流通畅，炎症可迅速消退，黏膜恢复正常，部分穿孔可自行修复。

三、临床表现与诊断

根据病史、临床症状及专科检查，结合纯音听阈测定等实验室检查，一般诊断不难。

（一）症状

1. 全身症状

轻重不一，可有畏寒、发热、怠倦。小儿全身症状较重，常伴呕吐、腹泻等消化道症状。鼓膜一旦穿孔，体温逐渐下降，全身症状明显减轻。

2. 局部症状

耳痛、听力减退及耳鸣、耳漏。患者耳深部痛，表现为搏动性跳痛或刺痛，疼痛可向同侧头部或牙齿放射。咳嗽时耳痛加重，严重者夜不成眠，烦躁不安，伴耳闷，听力渐降，可有耳鸣。耳痛剧者，耳聋可被忽略。鼓膜穿破流脓后，耳痛顿减，耳闷、耳聋减轻。若病变侵及内耳，则伴眩晕，鼓膜穿孔后耳内有液体流出，初为血水样，以后变为黏脓或纯脓。

（二）体征

1. 鼓膜检查

早期鼓膜松弛部充血，锤骨柄及紧张部周边可见放射状扩张的血管。继之鼓膜弥漫性充血，肿胀，向外膨出，正常标志难以辨识。鼓膜穿孔前，在隆起最明显部位出现小黄点，然后从此处出现穿孔。开始穿孔一般甚小，不易看清，彻底清洁外耳道后方见穿孔处之鼓膜有闪烁搏动之亮点，或见脓液从该处涌出。坏死型者鼓膜迅速融溃，形成大穿孔。

2. 耳部触诊

局部可有轻微压痛，鼓窦区较明显。

（三）实验室和其他辅助检查

1. 听力检查

呈传导性聋。

2. 血象

白细胞总数增多，多形核白细胞增加，穿孔后血象渐趋正常。

3. X线检查

乳突呈云雾状，但无骨质破坏。

4. 分泌物培养

常见肺炎链球菌、乙型溶血性链球菌、葡萄球菌、铜绿假单胞菌等。

四、鉴别诊断

临床上需要与以下疾病鉴别。

（一）急性分泌性中耳炎

儿童的急性化脓性中耳炎与急性分泌性中耳炎，由于病因及症状相似，又可以相互转化，故现代学者常统称急性中耳炎。成人急性分泌性中耳炎一般自觉耳内胀痛、堵塞感、耳鸣、听力下降、自声增强。耳科常规检查：鼓膜完整、早期充血、内陷，光锥消失，如鼓室渗液较多，鼓膜可外凸，常于鼓膜表面隐约可见液平，其中杂以圆形或椭圆形气泡。鼓膜活动性差。听力检查：呈传导性耳聋。声阻抗检查：B 型或 C 型鼓室压力曲线，镫骨肌反射消失。

（二）急性外耳道炎

耳痛剧烈，多有挖耳史，外耳道红肿，牵拉耳郭痛，鼓膜完整，听力一般正常。

本病常见并发症有急性乳突炎、内耳及颅内并发症。

五、治疗

原则为控制感染、通畅引流及病因治疗。中医及西药治疗效果都较好。一般可以中医辨证治疗，以祛邪为治则，疏风清热或清肝泻火、解毒排脓为治法，配合局部应用抗生素滴耳液。

（一）辨证论治

1. 风热外袭

起病较急，耳内疼痛，听力下降，耳鸣，闭塞感，耳痛加剧。疼痛连及患侧头部，呈刺痛或跳痛，流出脓液后耳痛随之减轻。全身症状可有头痛，全身不适，恶寒发热。舌质红，苔薄黄，脉浮数。小儿患者的全身症状一般较成人重，多见高热、啼闹不安，甚则神昏、抽搐、项强等症状。局部检查见鼓膜充血，表面标志消失。鼓膜穿孔后流出脓液，若穿孔较小，可呈闪光搏动现象。治宜疏风清热、宣肺通窍。方选蔓荆子散加减。发热恶寒者，加荆芥、防风以祛风散寒；口苦咽干者，加黄芩、夏枯草以清热解毒。

2. 肝胆火盛

本证起病较急，耳内剧痛如锥刺，疼痛牵连至头部，并见耳鸣，听力障碍，耳内胀闷感。常于剧痛之后，耳膜穿孔，流出脓液，流脓之后，耳痛及其他症状，也随之减缓。全身症状可见发热恶寒、面部潮红、口苦咽干、小便黄赤、大便秘结。舌质红，苔黄厚，脉弦数。局部检查初期见鼓膜红肿外突，血络显露，正常标志消失。鼓膜穿孔后，有脓液流出，若穿孔处较小，多见闪光搏动，耳道积脓黄稠，量较多或带红色。治宜清肝泻火、解毒排脓。方选龙胆泻肝汤加减。

小儿脓耳，易因邪毒内陷或引动肝风，故要倍加注意。一般可在上述方剂内加入钩藤、蝉衣以平肝息风，若见烦躁、神昏、项强、呕吐等症，则宜清营凉血，解毒开窍，参考"脓耳变证"。

（二）西医治疗

1. 全身治疗

（1）抗生素治疗：早期应用足量抗菌药物控制感染，务求彻底治愈。一般可用青霉素类、头孢菌素类等药物，鼓膜穿孔有脓者可取脓液做细菌培养及药敏试验，可参考其结果改用适当的抗生素。

（2）注意休息，调节饮食，疏通大便。全身症状重者注意支持疗法。

2. 局部治疗

用1%麻黄碱溶液滴鼻，其目的是使咽鼓管通畅，有利于鼓室引流。鼓膜穿孔前用2%酚甘油滴耳，可消炎止痛。鼓膜穿孔后应立即停药，因该药遇到脓液后释放苯酚，可腐蚀鼓室黏膜及鼓膜；鼓膜穿孔后可用3%过氧化氢清洗外耳道，并拭净外耳道的脓液，脓量多时可用吸引器吸出脓液。局部用药以抗生素水溶液为主，鼓膜穿孔或鼓膜切开后可用0.3%氧氟沙星滴耳液及0.25%氯霉素眼药水滴耳。脓液减少、炎症逐渐消退时，可用甘油或乙醇制剂滴耳，如3%硼酸甘油、3%硼酸乙醇等。感染完全控制、炎症完全消退后，穿孔多可自行愈合。流脓确已停止而鼓膜穿孔长期不愈者，可做鼓膜修补术。

3. 病因治疗

积极治疗鼻部及咽部慢性疾病，如腺样体肥大、慢性鼻窦炎、慢性扁桃体炎等。

4. 单纯乳突凿开术

对于重症急性化脓性中耳炎并发乳突化脓性炎症，乳突有积脓，应做单纯乳突凿开术。此术目的是通过切开鼓窦，清除鼓窦、鼓窦入口及乳突气房的病变组织，使中耳脓液得到充分引流。

（三）其他中医治疗

1. 外治法

（1）滴耳：用具有清热解毒、消肿止痛、敛湿去脓作用的药液滴耳，如黄连滴耳液，或用新鲜虎耳草捣汁或人地金牛根磨醋滴耳，每天6次。滴药前应先清除耳道内脓液，并注意采用正确的滴耳方法。

（2）吹药：用具有清热解毒、敛湿去脓作用的药物吹耳，如烂耳散等。吹药前应先清洗耳道内脓液及积存药物。吹药时用喷粉器将药物轻轻吹入，形成薄薄的一层，不可喷入过多，更不可将药物倒入塞满外耳道，妨碍脓汁引流而引起不良效果。本法对穿孔小者不宜用。

（3）涂敷：如脓液刺激，引起耳郭或耳后有红肿疼痛者，可用紫金锭磨水涂敷，或用如意金黄散调敷。

2. 体针

以局部取穴为主，配合全身辨证远端取穴。可针刺听宫、听会、耳门、外关、曲池、合谷、阳陵泉、侠溪等穴，每次选 2～3 穴，用捻转泻法，不留针。

3. 滴鼻法

鼻塞流涕者，用滴鼻灵滴鼻，也有助于脓耳的治疗。

六、预后与转归

预后一般良好，治疗不当者可转化成慢性或分泌性中耳炎、隐形乳突炎。

七、古籍精选

《医宗金鉴·外科心法要诀·耳疳》："此证耳内闷肿出脓，因脓色不一，而名亦各殊。如出黑色臭脓者，名耳疳；出青脓者，名得震耳；出白脓者，名缠耳；出黄脓者，聤耳，俱由胃湿与肝火相兼而成。宜柴胡清肝汤主之，气实火盛者，以龙胆泻肝汤服之。唯风耳则出红脓，偏于肝经血热，宜用四物汤加丹皮、石菖蒲服之。外俱用酱茄内自然油滴之，俟脓净换滴耳油，时时滴入，肿消生肌自愈。"

《续名医类案·卷十七》："一妇人因怒发热，每经行两耳出脓，两太阳作痛，胸胁乳房路清，或寒热往来，或小便频数，或小腹胀闷，皆属肝火血虚，先用栀子清肝散二剂，又用加味逍遥散数剂，诸症悉退，乃以补中益气汤而愈。"

第三节　急性坏死型中耳炎

急性坏死型中耳炎是急性化脓性中耳炎的特殊类型。多发生于猩红热、麻疹、白喉、伤寒、百日咳和流感等急性传染病中，而以猩红热最多见。本病以中耳及其周围组织的广泛坏死、损毁为特点，可演变为慢性化脓性中耳炎。随着急性传染病发病率的下降，本病已不多见。

急性坏死型中耳炎好发于 5 岁以下的婴幼儿。由于致病微生物毒力甚强（如乙型溶血性链球菌），引起严重的全身感染而导致机体的抵抗力下降。且婴幼儿中耳免疫防御功能不成熟，以致致病菌及其毒素可迅速破坏局部组织，鼓膜发生溃烂、穿孔，鼓室、鼓窦及乳突气房的黏骨膜坏死，听小骨溶溃，甚至累及中耳局部及周围骨的骨髓，发生骨髓炎，个别可有死骨形成。病变尚可侵犯内耳，合并迷路炎，而于病后数月出现明显的感音性聋。如感染得到控制，炎性坏死过程终止，残存的黏膜上皮向病变区生长，鼓膜穿孔可自行修复，听力恢复正常。有些穿孔虽已愈合，但遗留硬化灶和（或）听骨链中断而引起明显的传导性聋。鼓膜肾形穿孔可长期不愈。外耳道鳞状上皮经穿孔边缘向中耳生长致鼓室黏膜上皮化生者可继发胆脂瘤。亦可遗留局限性骨炎、骨髓炎、肉芽组织增生等。

急性坏死型中耳炎可发生于急性传染病的早期（出疹期）或晚期（恢复期）。其临床表现与一般急性化脓性中耳炎相同。但因鼓膜早期发生穿孔，并在数日内融合而迅速扩大，形成较大的肾形穿孔（此乃因松弛部、锤骨柄及紧张部周边血供较好，抵抗力较强，而紧张部其他部位血供相对较差之故）。重症者穿孔可达鼓环。因此，耳部的首发症状多为耳内流脓，脓液腥臭。外耳道有肉芽组织增生时，可遮蔽穿孔的鼓膜和裸露的骨壁。以探针探之，可触及粗糙的骨壁或坏死的听小骨。

治疗同一般急性化脓性中耳炎，特别注意加强支持疗法及原发传染病的治疗，提高机体的抵抗力。

第四节　急性乳突炎

急性乳突炎是乳突气房黏膜及其骨壁的急性化脓性炎症，常见于儿童，多由急性化脓性中耳炎加重发展而来，故亦称为急性化脓性中耳乳突炎。

一、病因及病理

患者患急性化脓性中耳炎时，若致病菌毒力强、机体抵抗力弱，或治疗处理不当等，中耳炎症侵入乳突，鼓窦入口黏膜肿胀，乳突内脓液引流不畅，蓄积于气房，形成急性化脓性乳突炎。急性乳突炎如未被控制，炎症继续发展可穿破乳突骨壁向颅内外发展，引起颅内、外并发症。

二、临床表现

（1）急性化脓性中耳炎鼓膜穿孔后耳痛不减轻，或一度减轻后又逐日加重；耳流脓增多，引流受阻时流脓突然减少及伴同侧颞区头痛等，应考虑有本病之可能。全身症状亦明显加重，如体温正常后又有发热，重者可达 40 ℃ 以上。儿童常伴消化道症状，如呕吐、腹泻等。

（2）乳突部皮肤轻度肿胀，耳后沟红肿压痛，耳郭耸向前外方。鼓窦外侧壁及乳突尖有明显压痛。

（3）骨性外耳道内段后上壁红肿、塌陷（塌陷征）。鼓膜充血、松弛部膨出。一般鼓膜穿孔较小，穿孔处有脓液波动，脓量较多。

（4）乳突 X 线片早期表现为乳突气房模糊，脓腔形成后房隔不清，融合为一透亮区。CT 扫描中耳乳突腔密度增高，均匀一致。

（5）白细胞计数增多，中性粒细胞占比增加。

三、鉴别诊断

应注意和外耳道疖鉴别。后者无急性化脓性中耳炎病史，而有掏耳等外耳道外伤史，全身症状轻。外耳道疖位于外耳道口后壁时，有明显的耳郭牵拉痛。虽也可有耳后沟肿胀，但无乳突区压痛。检查鼓膜正常，可见疖肿或疖肿破溃口。亦应和耳郭或耳道先天瘘管感染相鉴别。

四、治疗

早期，全身及局部治疗同急性化脓性中耳炎。应及早应用足量抗生素类药物，改善局部引流，炎症可能得到控制而逐渐痊愈。若引流不畅，感染未能控制，或出现可疑并发症时，如耳源性面瘫，脑膜炎等，应立即行乳突切开术。

第五节　隐性中耳炎

隐性中耳炎又称"潜伏性中耳炎""亚临床中耳炎"或"非典型中耳炎"，系指鼓膜完整而中耳隐藏着明显的感染性炎性病变的中耳乳突炎。由于病变隐匿，临床常发生漏诊，甚至待引起颅内外并发症时或死后方始发现。近年来，本病有增多的趋势，尤以小儿多见，值得关注。

一、病因

（1）急性化脓性中耳炎或乳突炎治疗不当，如剂量不足、疗程过短或菌种耐药。

（2）婴幼儿急性中耳炎因主诉少、鼓膜厚，易误诊而未获合理治疗，致病变迁延。

（3）中耳炎症后期，鼓室峡或鼓窦入口因黏膜肿胀、增厚或肉芽、息肉生成而阻塞。此时虽咽鼓管功能恢复，鼓室逐渐再充气，然乳突病变尚残存，且继续发展。

二、症状及体征

（1）本病无典型症状患者可诉耳部不适，轻微的耳痛或耳后疼痛，听力下降，或有低热、头痛等。

（2）部分患者近期（可在数月前）有过急性中耳炎、乳突炎病史。

（3）鼓膜完整，外观似正常。仔细观察时可发现松弛部充血，或鼓膜周边血管纹增多，或外耳道后上壁红肿、塌陷。

（4）乳突区皮肤无红肿，但可有轻压痛。

三、听力学检查

（一）纯音听力测试

传导性或混合性听力损失。

（二）鼓室导抗图

C 型或 B 型鼓室导抗图。

四、影像学检查

颞骨 CT 扫描对诊断有重要价值。CT 检查可见乳突内有软组织影，可有房隔破坏，有时可见液、气面，鼓室内亦可有软组织影。

五、诊断

（1）婴幼儿不明原因发热时，宜仔细检查耳部，必要时做颞骨高分辨率 CT 扫描。

（2）成年人耳部不适，或轻微耳痛，或不明原因的传导性听力损失，鼓膜外观虽无特殊改变，也应警惕本病而做相关检查。

六、治疗

由于本病可引起感音神经性聋、迷路炎、脑膜炎等严重的颅内外并发症，即使在药物的控制下，病变仍可向周围发展。故一旦确诊，即应行乳突开放术，彻底根除病灶。

第四章 耳部肿瘤

第一节 外耳肿瘤

一、耵聍腺瘤

耵聍腺瘤是一种发生于外耳道，临床上较为少见的肿瘤。其组织结构与汗腺腺瘤极相近似。有学者认为耵聍腺为汗腺的变种，但耵聍腺瘤的生物学特性和临床特征与汗腺瘤不同。虽然属良性肿瘤，但可在局部有较大的扩展，易复发，有恶变倾向。

（一）临床表现

（1）一般无耳流脓或其他不适。随着肿瘤增大，可出现耳阻塞感、听力减退。

（2）检查可见在外耳道外部有表面光滑的息肉样肿物，质较硬，表面皮肤颜色正常。肿瘤常位于外耳道的下壁或后壁。

（二）诊断与鉴别诊断

（1）对外耳道息肉样新生物应做活检，经病理学检查明确诊断。

（2）须与来源于中耳的息肉样肿瘤相鉴别。可用探针探查肿瘤的各壁，如探针能通过肿瘤的四周，则肿瘤来源于中耳；如在某一部位探针在肿瘤与外耳道之间不能通过，则提示肿瘤来源于外耳道。

（三）治疗

由于耵聍腺瘤容易恶变，因此应及早彻底切除，包括切除肿瘤周围的一部分正常皮肤。如病理检查示有恶变，应进一步扩大切除范围，术后做放射治疗，并注意长期随访观察。

（四）预后

本病易恶变，易复发。反复复发者预后较差。

二、外耳道外生性骨疣

外耳道外生性骨疣是外耳道常见的良性肿瘤之一，为外耳道骨壁的骨质过度增生而形成的一种局限性结节状隆起。多发生于成年男性，生长缓慢，常发生于两侧。

（一）临床表现

（1）肿瘤小者，一般无任何症状，常偶尔被发现。当肿瘤增大到一定程度，可使外耳道狭窄，有耵聍及脱落上皮积留时可造成耳道堵塞，引起耳闷、听力减退、耳鸣等症状。个别大者，可压迫外耳道皮肤引起耳部疼痛。

（2）检查可见外耳道骨性段半圆形隆起，覆于其表面的皮肤因肿瘤膨胀而变得菲薄，用探针触及其质地坚硬。

（二）诊断

位于外耳道深部的结节状或半圆形隆起物触之坚硬者，应考虑为外生性骨疣。如在两侧外耳道发现相似的隆起物，诊断多可明确。

（三）治疗

出现症状者，可行手术治疗。根据肿瘤的大小、部位和生长方式采用耳内切口或耳后切口用电钻磨除，切除时最好包括少许肿瘤周围的正常骨质。手术过程中应注意保护鼓膜的完整性。

三、外耳道乳头状瘤

外耳道乳头状瘤是外耳道最常见的良性肿瘤之一，多发生于外耳道外侧段，发病年龄多在20～35岁，男性多于女性。

（一）临床表现

（1）早期多无症状。肿瘤长大时可出现耳内阻塞感、耳痒，挖耳时易出血和听力轻度减退。如有继发感染，则有耳痛及耳流脓。

（2）检查可见肿瘤位于外耳道外端，基底一般较广，表面高低不平，呈桑葚状，瘤体较硬，呈棕褐色。

（二）诊断与鉴别诊断

（1）根据患者的病史及耳部检查，诊断并不困难。肿瘤组织活检做病理学检查可明确诊断。

（2）应注意与外耳道癌肿及病毒性扁平疣等相鉴别，肿瘤活检做病理学检查可做出鉴别。

（三）治疗

可在局部麻醉下行肿瘤切除术。有继发感染者，应先控制感染，消除炎症后再进行手术切除。肿瘤较大且基底较广者，肿瘤切除后需做局部植皮。肿瘤侵入中耳乳突或有恶变者应行乳突根治术，术后应配合放射治疗。

（四）预后

切除不彻底者易复发。据报道外耳道乳头状瘤恶变的发生率为2%左右。

四、血管瘤

血管瘤是儿童最常见的良性肿瘤之一，主要位于耳郭和外耳道。可表现为周期性出血，如肿瘤侵入中耳可引起听力减退和耳鸣。毛细血管瘤扁平，呈紫红色，用玻片压迫时，红色消退，触之局部温度较高。海绵状血管瘤呈暗红色或紫红色，表面突起不平，呈分叶状，由大小不等的血窦所组成。致密血管瘤较少见，常发生于皮下组织内。根据肿瘤的局部表现，诊断并不困难。

对不能自行消退的血管瘤，可采用冷冻、激光、电解、硬化剂注射、放射治疗或手术等方法。

毛细血管瘤常随年龄增长而长大，青春期后趋于静止。海绵状血管瘤一般在1岁以前发展较快，以后有缩小的趋势，常在5岁以后自行消退。

五、外耳恶性肿瘤

外耳恶性肿瘤无论发生于耳郭还是外耳道，均以鳞状细胞癌占大多数。其次为基底细胞癌和腺样囊性癌。其他恶性肿瘤如横纹肌肉瘤、恶性黑色素瘤等均极为少见。

（一）外耳鳞状细胞癌

外耳鳞状细胞癌是最常见的恶性肿瘤，病因基本同皮肤癌。强烈的日光曝晒、冻疮、慢性疾病（如结核性狼疮、放射性皮炎、慢性化脓性中耳炎）均可能为其诱因。

1. 症状

初起多无自觉不适，可有瘙痒和疼痛，侵及软骨膜时疼痛较明显。伴发于慢性化脓性中耳炎者则有血脓性耳漏。此病发展缓慢，病程自数年至二三十年不等。

2. 体征

外耳鳞状细胞癌常发生在耳轮处，初期呈屑状斑丘疹，易出血、糜烂，进一步发展为浸润性结节或菜花状肿块，常有溃烂。晚期病例可向耳前或颈淋巴结转移。

3. 诊断

根据病史、检查，诊断不难。凡耳内有肉芽组织，触之易出血，或有较重的耳痛者，应考虑到本病，去除肉芽；短期内复发者，将切除组织进行病理检查。

4. 鉴别诊断

应注意与外耳道乳头状瘤相鉴别。后者基底较广，棕褐色，表面呈桑葚状或乳头状，肿瘤活检做病理检查可明确诊断。

5. 治疗

外耳鳞状细胞癌的治疗一般是以手术切除为主，结合放射治疗的综合治疗。术前放射治疗可缩小肿瘤体积，有利于手术切除。术后放射治疗可消除手术切缘周围残留的卫星病灶，减少术后复发。晚期不能切除的肿瘤，可同时做化学治疗以增强放射治疗的敏感性。

（二）外耳基底细胞癌

外耳基底细胞癌大多发生于头颈部，特别是口角至耳垂连线以上区域的皮肤。发病率比鳞状细胞癌为低，发生于耳郭和外耳道者均少见。本病男性多于女性，好发于50～60岁。

1. 症状

早期一般无任何不适，易被忽视。早期表现为一个扁平的无痛性隆起，时感局部发痒，如向四周及深部发展而累及骨及软骨，甚至侵及脑膜，可出现剧痛；如肿瘤阻塞外耳道，可出现听力减退和耳鸣。

2. 体征

病变多为单发性，偶有多发性。初起为透明蜡样灰色小结节，表面有扩张血管，挖后易出血、淌水、结痂。中央溃烂形成侵蚀性溃疡，边缘卷起。有时基底细胞中含有大量色素，呈现蓝黑色。

3. 诊断

对外耳道慢性或长期不愈的溃疡必须做病理检查，病理检查的结果为本病最可靠的依据。

4. 治疗

外耳基底细胞癌极少发生转移，而且对放射治疗敏感。一般以放射治疗为首选治疗，还可保持美观效果。耳后沟部位的肿瘤可进行插植放射治疗或接触放射治疗；耳郭部位的肿瘤以术前放射治疗辅以局部切除为首选，以避免根治性放射治疗引起的软骨坏死。

5. 预后

此病常为局部浸润扩展，生长缓慢，转移较少见。晚期可发生肺、骨、淋巴结、肝转移。

（三）外耳道腺样囊性癌

外耳道腺样囊性癌又称圆柱瘤型腺癌、筛状癌等，可原发于外耳道软骨段，来源于耵聍腺导管上皮或肌上皮，临床并不多见。患者一般为成人，40～50岁较常见，40岁以下较少见。

1. 症状

（1）肿块：一般为耳内肿块。

（2）疼痛：过半数病例初诊时耳部有疼痛，但一般较轻。其余病例在复发时有疼痛。晚期疼痛明显。疼痛可能与此瘤侵犯神经有关。

（3）耳分泌物：较少见。肿瘤表面溃破时有血性或血脓性渗出物。

（4）听力减退：不明显，肿瘤阻塞外耳道可引起传音性聋。

2. 体征

（1）肿块外观有两种：一种为结节或浸润型，即外耳道口或外段有隆起，一般为黄豆大小，表面皮肤光滑；另一种为肉芽型，色红，表面粗糙不平，此型为肿瘤穿破表面皮肤所致。

（2）肿瘤绝大多数原发于外耳道口，逐渐增大可阻塞外耳道口；向内发展至外耳道骨段；向外侵及邻近组织，发展至耳屏、耳轮脚、耳甲腔、腮腺，累及颞颌关节时导致张口困难。

（3）局部淋巴结转移较少见，部位为耳下、颈深上淋巴结。

3. 诊断

对外耳道肿块取活检做病理学检查可明确诊断。

4. 治疗

此瘤对放射治疗、化学治疗均不敏感，而且具有局部侵袭性强、边界难定、易沿神经扩展等特点。单纯的局部切除极易复发，一般应早期做局部扩大切除或根治手术。

5. 预后

无论是手术或放射治疗，这种肿瘤均较易复发，故术后应密切随访。

（四）外耳道耵聍腺癌

外耳道耵聍腺癌很少见。发源于耵聍腺的癌其命名及分类很不一致。从广义上讲，外耳道腺样囊性癌发源于耵聍腺，是耵聍腺癌的常见的一种。至于狭义的耵聍腺癌，则不包括腺样囊性癌。外耳道耵聍腺癌的临床表现及治疗原则同腺样囊性癌，应早期做局部扩大切除或根治性切除。对手术切除不彻底的患者，应进行术后放射治疗。

（五）外耳道黑色素瘤

外耳道黑色素瘤不多见，可发生于任何年龄，但以中年或老年患者最多。男女发病率无显著差异。

1. 症状

早期可无症状，或仅局部有发痒、烧灼感、刺痛等。肿瘤增大堵塞外耳道时，可出现听力障碍、耳鸣等。侵犯骨质可出现耳深部疼痛。

2. 体征

浅表型病变扁平、光滑，有黑灰色的色素沉积。病变向深部发展时为浸润型，形成肿块，表面可有溃疡和出血。

3. 诊断

外耳黑色素病变，以色素痣和色素性基底细胞乳头状瘤最为常见。但任何色素性病变，都应排除恶性黑色素瘤的可能，尤其是良性色素痣生长加快，有灼热感、刺痛或疼痛，表面有出血、糜烂、溃疡等。宜做整块肿瘤切除和活检。

4. 治疗

此瘤对放射线不敏感，应早期手术切除。不论有无局部转移，从理论和实践方面来看，施行外耳截除术合并腮腺全切除及颈淋巴结廓清术是最理想的治疗方案。

术后病理证实为 Clark 浸润深度标准Ⅲ度以上或有局部淋巴结转移者，应行术后化学治疗。常用方案：静脉注射第 1 天，长春新碱酰胺 3 mg/m^2；第 2～4 天，达卡巴嗪 350 mg/m^2，博来霉素 15 mg/（m^2·dL）。对有手术禁忌证的患者，可行姑息性放射治疗，主要采用大分割的照射方法：每周放射治疗 2 次，每次 4～6 Gy，总剂量一般为 42～45 Gy。对有多发性远处转移的患者，应以姑息性化学治疗为主。

5. 预后

病变在外耳中央（包括外耳道、耳甲腔、耳屏和对耳屏）和耳后区（包括乳突区皮肤）者预后差。70％～80％范围小的浅表型恶性黑色素瘤可获良好的治疗效果；浸润型及复发型的治愈率为 30％；具有明显转移者其治愈率约为 14％。一般病变越近耳郭周边部，其预后越好。

（六）外耳恶性神经鞘瘤

外耳恶性神经鞘瘤又名恶性神经膜瘤，极为罕见。宜进行早期局部广泛切除，放射治疗无效。

（七）外耳肉瘤

外耳肉瘤比癌远为少见。临床表现为无痛性肿块。治疗以手术切除为主，对分化程度差的肿瘤，应辅以术后化学治疗。

第二节　中耳肿瘤

一、鼓膜角质瘤

鼓膜角质瘤是一种局限于鼓膜的胆脂瘤。临床上较少见，因其发病多较隐蔽，不易早期诊断。其发病原因与炎症刺激使鼓膜上皮基底细胞内移，长期鼓膜置管使鼓膜上皮质内棘细胞在鼓膜纤维层与黏膜层间增殖形成有关。此外，也有与中耳炎、鼓膜置管或手术史无关的不明原因的鼓膜上皮基底细胞迁移引起的鼓膜角质瘤。

（一）临床表现

其症状较轻微，患者可自感耳闷、耳鸣及听力下降。检查可见鼓膜锤骨柄的前后方白色肿物，单个或多个，圆形、边界清楚，直径大小常为 2～4 mm。听力检查表现为传导性聋。

（二）诊断

详细地询问病史及仔细地检查耳部，当发现完整鼓膜内白色肿物时应考虑本病的可能。

（三）治疗

手术切除，如遗留较大的鼓膜穿孔应在肿物切除的同时行鼓膜修补术。

二、中耳原发性髓外浆细胞瘤

原发性髓外浆细胞瘤是位于骨髓以外的器官或组织内，以浆细胞增殖为特点的肿瘤。该瘤由不典型的多形性浆细胞组成，可见异常核分裂象及双核或多核瘤细胞。此肿瘤常发生于上呼吸道黏膜下组织，特别是鼻、鼻窦和鼻咽部。发生于耳部的原发性髓外浆细胞瘤非常罕见。该肿瘤的临床行为不清楚，常多年后局部复发，可远处转移或转化为多发性骨髓瘤。

（一）临床表现

Kandoloros 等报道了 1 例原发性的中耳浆细胞瘤，主要症状为耳鸣、听力下降、耳闭塞感、头痛及眩晕等。检查时可见鼓膜呈红色、变薄、外突。CT 检查可显示肿瘤。

（二）诊断

该病的诊断应特别慎重，除上述症状外，应进一步检查以排除多发性骨髓瘤、浆细胞肉芽肿和孤立性的骨骼浆细胞瘤。须具备以下条件方可确诊：①局部病检诊断为浆细胞瘤；②骨髓穿刺阴性；③无贫血，血红蛋白＞2.01 mmol/L；④血清及尿中 M 蛋白阴性，如为阳性则通过局部病变切除或放疗后，血清及尿中 M 蛋白可消失；⑤X 线检查可有局部骨骼变化，但无全身骨骼破坏。

（三）治疗

与多发性骨髓瘤相比，原发性髓外浆细胞瘤预后较好，其对放疗非常敏感。单纯放疗可完全抑制此病的发展，亦可于彻底手术切除后再行放疗。本病易复发，并可于治疗后多年出现复发并发生转移，故宜长期随访观察。

三、中耳腺瘤

中耳腺瘤为中耳黏膜发生、形成腺样结构的良性上皮性肿瘤，临床上罕见。

以往由于对中耳腺瘤的认识不一致，有把形态学与之相似的低度恶性类癌误纳入中耳腺瘤的诊断之中；亦有认为中耳腺瘤来自异位耵聍腺而与耵聍腺肿瘤相混淆。故其名称不一，常引起混乱，目前较多采用中耳腺瘤命名。

中耳腺瘤的组织发生学目前不清楚，可能起源于耵聍腺、中耳黏膜化生、异位涎腺组织、副神经节等。

（一）病理

本瘤大体为表面光滑、分界清楚、质硬韧、有弹性、有包膜的小肿物；切面灰白或棕红色，血管较少。组织学为紧密排列的小腺体样结构，通常形成腺腔。腺体有单层立方形或柱状上皮所形成，核深染呈圆形或卵圆形，胞质丰富，嗜酸性，细胞境界清楚，核分裂罕见，腔内可有黏液。

（二）临床表现

本病通常局限于中耳且生长缓慢，早期可无症状。首发症状常为渐进性听力下降、耳阻塞感、耳痛、面瘫及耳鸣，有时可出现耳漏及眩晕。本病以 40～60 岁年龄多见，性别无明显差异。

检查时多数患者鼓膜完整，可增厚或外突，有时偶可透过鼓膜见到肿瘤阴影。CT 检查可见中耳腔软组织影，而鼓室各壁及乳突骨质无破坏。

（三）诊断

Hyams 和 Michaels 将中耳腺瘤的临床诊断标准定为：①无骨质破坏；②肿瘤局限于中耳腔；③无浸润及转移征象。由于中耳腺瘤发展缓慢、部位隐蔽，早期诊断较困难。对于有缓慢渐进性传导性听力下降，CT 提示中耳腔软组织影者应怀疑此病。一般手术探查时对肿物进行病理检查而确诊。诊断时注意与中耳类癌及耵聍腺肿瘤相鉴别。

（四）治疗

行中耳探查加肿瘤切除术。

四、中耳类癌

中耳类癌是由形态均一的，组织学、免疫组织化学和超微结构等方面均显示神经内分泌分化特性的椭圆形细胞所构成的低度恶性的上皮性肿瘤。以往曾把类癌与中耳腺瘤等同，直至 1980 年 Murphy 等才首次把中耳类癌独立分出。Ferri 等对综述文献从 1980－1999 年收集到原发性中耳类癌 38 例，发现中耳类癌是来源于中耳黏膜的多潜能未分化的上皮细胞。本病见于青少年至中老年人，男性稍多于女性。

（一）病理

肿瘤大体为灰白色、质软，部分似海绵或脂肪样，大部分有包膜，肿物大小可从数毫米至 2 cm。组织学表现为形态较一致的椭圆形或圆形的小细胞，呈实性梁索性、巢状、片状排列。免疫组织化学检测：肿瘤细胞角蛋白、上皮膜抗原（EMA）、嗜铬粒蛋白、突触素（NSE、synaptophysin）和多肽激素等可呈阳性；电镜观察见肿瘤细胞胞质有膜包裹的核心致密性颗粒。

（二）临床表现

临床症状及体征无特异性。若肿瘤体积小时，症状不明显。早期症状为主要为耳鸣、传导性听力下降，可伴眩晕、耳闷、溢液、耳痛，偶有面瘫。检查见鼓膜完整并外突，部分肿瘤可穿破鼓膜进入外耳道。

（三）诊断

根据临床表现及常规病理组织染色很难确诊。确诊需行免疫组织化学染色及电镜检查。CT 可显示中耳软组织影及骨质受侵蚀的情况。诊断时注意与中耳腺瘤及腺癌相鉴别。

（四）治疗

本瘤生长缓慢，病程可长达 20 年，恶性度低。局部外科手术切除，效果良好。根据病变范围行改良乳突根治术、乳突根治术或扩大乳突根治术，以达到治疗目的。

五、中耳涎腺迷芽瘤

中耳涎腺迷芽瘤是正常涎腺组织在中耳的异位性胚胎残余。临床罕见，自 1961 年 Taylor 和 Martin 报道第一例中耳涎腺迷芽瘤到 1992 年止，已有 19 例报道。其发病年龄在 2～52 岁，男女之比为 1∶1.3。双耳均可患病，以左耳患病居多，无恶变倾向。该病常伴有听骨及面神经的异常，其中听骨以砧骨异常多见，亦可合并耳郭及内耳异常。

本病原因不明，有学者认为与胚胎时期腮腺细胞黏液有关。

（一）临床表现

中耳涎腺迷芽瘤生长非常缓慢或不增大，临床主要表现为传导性听力下降，一般无其他症状。耳镜检查鼓膜完整，偶可透过鼓膜见鼓室内的肿物。

（二）诊断

术前诊断困难，常需手术探查后病检确诊。手术中可发现鼓室内有柔软、呈分叶状、表面光滑的肿物，并伴有不同程度的其他部位异常，尤以砧骨异常多见。诊断时应注意与鼓室硬化症、鼓室球体瘤、中耳脑膜瘤、中耳腺瘤、中耳类癌、先天性胆脂瘤相鉴别。

（三）治疗

行鼓室探查肿瘤切除术。术中注意保护面神经及听骨链的完整性。如听骨链异常可同时行听骨链重建术。

六、畸胎瘤

畸胎瘤是由多于 1 个胚层（2 个或以上）来源的组织所构成的肿瘤，为真性肿瘤而非畸形。根据组织成熟程度分为良性（即由已成熟的分化组织构成）和恶性，以良性居多，但有恶变倾向，恶性率随年龄呈上升趋势。畸胎瘤常发生于身体的中线或中轴旁位，最多见于骶尾水平。头颈部较少发生畸胎瘤，为总数的 $2\%\sim10\%$。耳部畸胎瘤非常罕见，至 1999 年共有 12 例此类病例的报告。中耳畸胎瘤为良性、先天性肿瘤，主要见于新生儿或婴幼儿，尤其是小女孩。

（一）临床表现

中耳畸胎瘤常见于婴幼儿，因其不能主诉，临床症状少，主要症状为肿物堵塞耳道所引起的听力下降、继发性感染等。Forrest 等报道 1 例 8 个月的患儿因中耳畸胎瘤突向咽鼓管、鼻咽而造成气道阻塞而出现急性呼吸困难。也有中耳畸胎瘤压迫面神经致面瘫的报道。

（二）诊断

因主诉症状少，临床诊断困难。CT 可提供影像学依据，确诊需靠手术探查后取组织病检。

（三）治疗

最有效的治疗方法是手术彻底切除。

七、中耳乳突部脑疝

中耳乳突部脑疝是由于各种原因造成上鼓室及鼓窦天盖、乳突部骨质缺损，脑组织疝入中耳腔或乳突腔而形成。其发生的原因：①胆脂瘤破坏天盖等部位；②中耳乳突手术时损伤硬脑膜而未及时修补；③颞骨外伤致骨质破损；④天盖部位先天性骨质破损。

（一）临床表现

本病多是以慢性化脓性中耳乳突炎手术治疗后或颞骨外伤后的并发症形式出现，主要症状为耳漏和听力下降。耳漏可为脑脊液耳漏或化脓性中耳炎引起，表现为清亮、水样或黏稠、脓性分泌物。听力下降多呈传导性聋。此外，也可出现头痛、眩晕、脑脊液鼻漏、复发性脑膜炎及癫痫等症状。检查时有时可见外耳道、鼓室和（或）乳突腔内有蒂或基底较广、搏动性肿物或肉芽，部分基底较广者可回纳。多数中耳乳突部脑疝因手术而发现。CT 扫描可发现鼓室盖或鼓窦盖处有骨质缺损。

（二）诊断

对临床表现明显者仔细询问病史，结合影像学检查结果进行诊断不难。但大多数病例因临床表现不典型而于手术中发现。对有中耳乳突手术史或颅脑外伤史患者，如伴有脑脊液鼻漏，应怀疑中耳乳突部脑疝，做进一步检查。注意与中耳息肉、颈静脉球体瘤等相区别。

（三）治疗

手术治疗：可经乳突径路或颅内径路修补骨质破损处。

八、耳郭部纤维瘤

外耳纤维瘤临床少见，主要见于耳郭，根据瘤组织内纤维及细胞成分的多少可分为软、硬两种。前者瘤细胞丰富，纤维较少，与脂肪瘤相似，生长快，有发生恶变之可能；后者则大部分由胶原纤维组成，细胞成分少，呈硬性无痛结节。耳郭纤维瘤病因不明。

（一）临床表现

纤维瘤可发生于外耳的任何部位，以耳郭为多见，外耳道极少见。单发或多发，常呈圆形或椭圆形结节状，偶呈分叶状，一般基底较广。检查时可见软纤维瘤质地软，类似脂肪瘤，而硬纤维瘤为硬性无痛结节状。

（二）诊断

临床诊断不难，确诊靠病检。

（三）治疗

手术切除。

九、中耳恶性黑色素瘤

中耳恶性黑色素瘤少见。早期诊断较难，治疗主张大范围切除，如行乳突根治术或扩大乳突根治术，必要时可行颞骨切除或次全切除术和颈淋巴结清扫术。

（一）外科治疗

手术切除是恶性黑色素瘤的经典治疗方法。对恶性雀斑型，不管肿瘤厚度是多少，1 cm 的安全边缘通常已经足够；对浅表扩展型和结节型，若肿瘤厚度小于1 mm，建议切除留有 1～2 cm 的安全边缘，如肿瘤厚度超过 1 mm，安全边缘应达 2 cm 以上，肿瘤切除应深达耳郭全层，以保证切除干净和便于缝合。颈清扫与否取决于肿瘤的分型、病理类型和原发灶的大小。对 N_0 期的所有恶性雀斑型和肿瘤厚度小于0.76 mm的结节型和浅表扩散型，由于颈部淋巴结转移率低，一般不主张行选择性颈清扫；对于肿瘤厚度在 0.76～3.99 mm 的结节型和浅表扩散型，推荐行选择性颈清扫以提高术后生存率；肿瘤厚度超过 4 mm 的结节型和浅表扩散型，由于经常已有远处转移，选择性颈清扫仅提供控制局部病变，对提高生存率无大的实际意义。对于那些有明确颈淋巴结转移者，既往的方法是施行根治性颈清扫，目前则多主张行功能性清扫术。具体做法：对侵犯耳郭和耳前者，清扫Ⅰ区和Ⅲ区；对侵犯耳后者，清扫包括Ⅴ区在内的后外侧颈部。以往的清扫范围常以耳郭的淋巴引流为准，近来的闪烁淋巴造影术（也称淋巴图）发现高达34％的受累淋巴结超出预期的区域；因此可更精确地反映淋巴结受累的实际情况，指导临床颈清扫的范围。淋巴图是一种发现前哨淋巴结（它被认为是转移的开始部位）的技术，临床上也用于判定哪些患者需要做化疗。被认为不会出现转移的患者中，有30％出现了转移。这就意味着隐性的病变被常规的病理学检查所漏诊了。

（二）放疗

虽然以往认为恶性黑色素瘤对放疗不敏感，但事实证明高剂量冲击疗法是有效的。目前，放疗仅用于那些颈部有转移淋巴结的患者，于颈清扫后6周左右，在3周时间内，接受每次5.5～6 Gy，总共5～6次的放疗。

（三）化疗

用于化疗的药物包括氮烯米胺（DTIC）、亚硝基脲等。

（四）免疫治疗

免疫治疗是近年兴起的新方法。其中临床上已应用的有干扰素（IFN）和白细胞介素-2（IL-2），均证实对恶性黑色素瘤有一定疗效。近期更有动物实验报道白细胞介素-10可抑制恶性黑色素瘤生长和转移，且不良反应小，未来有望开发出单独使用或联合其他药物用于人恶性黑色素瘤治疗。各种疫苗也可能有用，因为疫苗可刺激机体的免疫系统将肿瘤细胞当作异体抗原进行攻击。目前已证实一种多价全细胞恶性黑色素瘤疫苗具有临床效果。尚有多种疫苗在研究中，但还需大量的临床试验来检验其有效性。

（五）其他疗法

其他疗法包括抗雌激素治疗、冷冻治疗和中医中药治疗等。

十、中耳横纹肌肉瘤

（一）临床表现

中耳是耳部横纹肌肉瘤最常见的部位。早期临床上常见流脓，随着病情进展渐变成流脓血。同时可有耳内肿痛或有头痛，晚期常有面瘫。检查见外耳道或中耳腔内息肉样或肉芽状肿物，质脆，易出血。CT检查可见中耳软组织影，常合并骨质破坏。

（二）诊断及鉴别

诊断要点：①儿童或青少年；②流脓血样分泌物；③外耳道或中耳腔内息肉样肿物，摘除后易再发；④合并面瘫。确诊需靠活检，应注意与中耳癌及其他肉瘤做鉴别。

（三）治疗

应采取手术、放疗和（或）化疗相结合的综合疗法。行乳突根治或扩大的乳突根治术，以便彻底切除肿瘤，术后辅以放疗或化疗。治疗期间注意血液、脑和骨并发症的发生和处理。

第三节 内耳肿瘤

一、听神经瘤

神经鞘瘤及神经纤维瘤均起源于神经鞘，多由脑神经末梢段 Schwann 细胞发生，又称 Schwann 瘤。但组织学上神经鞘瘤是来源于 Schwann 细胞异常增殖，其中除 Schwann 细胞，多为胶原纤维或纤维肉芽细胞，肿瘤内混有正常有髓或无髓神经纤维束。神经鞘瘤可发生于颅内脑神经根、脊管内脊神经根及周围神经，占全部脑肿瘤的 7%～9%。听神经瘤最常见，其次为三叉神经鞘瘤。除嗅神经和视神经，其他脑神经都有神经鞘瘤报道，但舌咽/迷走/副神经（颈静脉孔肿瘤）、面神经、舌下神经、滑车神经及动眼神经较少见。其分布主要在小脑脑桥角，也可见于岩尖、鞍旁、颈静脉孔区等处。

听神经瘤是发生于位听神经的脑桥小脑角部肿瘤，约占颅内神经鞘瘤的 91%，脑桥小脑角部肿瘤的 80%。由于其多来自前庭神经，最近国际统一命名为前庭神经 Schwann 细胞瘤（vestibular Schwannoma，VS）。Brackman 和 Barrels 报告 1354 例脑桥小脑角肿瘤，91% 为 VS，3% 为脑膜瘤，2% 为原发性胆脂瘤，4% 为其他类型肿瘤。

纤维瘤是神经纤维瘤病的局部表现。该病为常染色体显性遗传性疾病，有较高的外显率，临床上所见的形式变异多，常见的有两种：Ⅰ型神经纤维瘤病（NF-1），也称多发性神经纤维瘤病（或 VonReckhnghausen 病）；Ⅱ型神经纤维瘤病（NF-2），也称双侧听神经瘤病。NF-1 基因定位于第 17 染色体上。

（一）流行病学

VS 约占颅内肿瘤的 6%，美国每年新发生听神经瘤约 3000 例。该瘤好发于 40～60 岁，女性多发，约为男性的 1.5 倍。国内 6 组大宗病理统计占颅内肿瘤的 6.8%～11.48%，平均为 9%，女性稍多，种族差异不明显。Leonard 的尸检发现率为 0.8%。其主要分两种类型——散发型及 NF-2。前者为单侧性，占全部听神经瘤病例的 95%，年发病率为（30～40）/10 万；后者为罕见疾病，大多为双侧性，仅 2% 的 NF-1 型病例为单侧性，年发病率为 1/10 万。

（二）病因及发病机制

神经鞘瘤和神经纤维瘤的确切病因尚未完全清楚。一般认为肿瘤组织是由正常组织或胚胎残留组织在生物、化学或物理等因素的刺激下失去正常组织的生长规律，产生间变，进行无限增殖的结果。近来研究使人们认识到肿瘤的发生和发展除了外界因素外尚有人体内在的基础。分子遗传学研究发现，细胞的染色体组上的基因与肿瘤的发生有重大的关系。各种动物细胞的基因组中普遍存在着与病毒癌基因相似的序列，在正常情况下，它们不表达或只是有限制地表达，因而对细胞无害。当受到某些生物、化学、物理等因素作用而活化并异常表达时，则可导致细胞癌变。有些人生来就带有一个或多个结构或功能上有缺陷的基因，在此基础上发生的肿瘤称遗传性肿瘤综合征。其中，神经纤维瘤病（NF）是较常见的一种常染色体显性遗传性肿瘤。本病临床表型有较显著的异质性，有30%～50%的病例为新突变（突变率较单基因座突变率高出 100 倍以上）。发生新突变的概率与父亲年龄的增长呈正比，若父亲在 35 岁以上患病，子女患病机会可增加两倍；散发病例中约 65% 的父亲较年轻。

NF-1 基因定位于人类染色体 17q11.2，在基因组 DNA 中占 300 kb，编码 13kb mRNA，开读框架为8454 个核苷酸，已证实 NF-1 基因含有 49 个外显子及 2 个交错拼接的 mRNA 同型体。NF-1 基因蛋白产物已被鉴定，命名为神经纤维素，由 2818 个氨基酸组成，分子质量为 250×10^3。实验表明，NF-1 蛋白似具有一种类似肿瘤抑制因子的作用，它通过调节一些存在于细胞内的对细胞生长增殖具有重要作用的蛋白质而行使其功能。这些蛋白质若在成纤维细胞中过度表达则可导致其转化。

（三）病理

位听神经分为前庭支与耳蜗支，神经鞘瘤多来自前庭支。前庭支分为中枢部和外周部，中枢部由少突胶质细胞被覆，外周部由 Schwann 细胞被覆。位听神经从脑干开始 10～13 mm 被少突胶质细胞及软脑膜覆盖，在内耳道开口部神经胶质细胞及软脑膜消失，代之以 Schwann 细胞和神经周膜包裹神经。听神经瘤常由内耳道内前庭下神经，有时由前庭上神经发生，发生于耳蜗神经频率仅约 4%。VS 发生在中枢部神经胶质与外周神经纤维移行部前庭神经节附近。由于此移行部位置变异很大，VS 发生部位变异也很大，症状体征不尽相同。VS 远离内耳道对听神经压迫小，术后听力保存率高，根据发生部位不同有外侧型和内侧型之分。NF-2 患者前庭神经瘤极少数起源于内耳，推测由前庭神经树突髓鞘演变而来。听神经鞘瘤也可以是多发性神经纤维瘤病（von Reckling-hausen 病）的一部分，多为双侧。

听神经瘤大多起源于内听道内前庭神经 Obersteiner-Redlich 区的远心端，即神经间质从神经胶质细胞转变为 Schwann 细胞的部位的外侧，少数起源于前庭神经的小脑脑桥隐窝段。肿瘤有包膜，表面光滑，境界清楚，实质性，可略呈结节状，质松软，一般呈灰黄色或灰红色。随着肿瘤的生长，可出现退行性变、脂肪性变或纤维化变。肿瘤组织内常有大小不等的囊腔，内含淡黄色透明囊液，有时有纤维蛋白凝块。小型肿瘤由内听动脉供血，肿瘤较大时，可由小脑前下动脉、小脑后下动脉、脑桥动脉或小脑上动脉供血。静脉回流主要通过岩静脉进入岩上窦。小肿瘤可局限于内听道内，直径仅有数毫米，肿瘤增大后压迫内听道内的面听神经及内听动脉，产生面听神经症状及内听道扩大。肿瘤进一步生长可突入小脑脑桥隐窝，压迫三叉神经、小脑、脑干及后组脑神经，并可经天幕切迹向幕上发展，产生相应的神经症状及颅内压增高。一般按肿瘤大小将其分为 4 级：一级为小型肿瘤，直径不超过 1 cm；二级为中型肿瘤，直径 1~2 cm；三级为大型肿瘤，直径 2~4 cm；四级为巨型肿瘤，直径在 4 cm 以上。组织形态学上绝大部分肿瘤为神经鞘瘤，少数为神经纤维瘤。

（四）临床表现

1. 病程

缓慢进行性发展，病程长，早期症状常被忽视，发病到住院平均时间为 3.5~5 年。10%~15% 的患者回忆症状存在时间可追溯到 10 年前，约 1/3 病例经 3~10 年才确诊。

2. 首发症状

首发症状为耳蜗及前庭神经症状，常见一侧听力下降伴耳鸣，以及耳闭塞感、眩晕及头晕等。常见症状发生率：听力障碍为 98%，耳鸣 70%，平衡失调 67%，头痛 32%，面部麻木 29%，面肌无力 10%，复视 10%，恶心、呕吐 9%，味觉障碍 6%。

（1）听力下降及耳鸣：首发占 70%~85%，约 10% 为突发听力障碍，少数以单独耳鸣起病，伴进行性听力障碍。患者常因听不清电话发现听力或言语识别力下降，特点是先出现纯音性听力障碍。起病时多为高音域障碍，听力障碍程度主要取决于肿瘤原发位置及与内耳道关系，与肿瘤大小不完全平行。内耳道局限性小肿瘤可引起高度听力障碍。囊肿性大肿瘤可保留听力，肿瘤不断增大导致进行性听力下降。MRI 可发现听力正常的听神经瘤。目前临床检出病例中 5%~15% 听力正常。听神经瘤常引起高音调持续性耳鸣，单侧不对称性，一般为轻至中度。

（2）平衡障碍：患者可出现轻、中度平衡不稳，平衡不稳常由于较大肿瘤使小脑及脑干受压；头晕发生率仅 5%~6%，眩晕为 18%~58%，眩晕常见于较小的肿瘤。由于肿瘤生长缓慢，前庭功能丧失可由对侧代偿，功能障碍症状不严重。脑桥小脑角肿瘤可出现特征性 Bruns 眼震，注视患侧引起低频大振幅眼震（患侧脑桥功能不全），注视健侧可见高频小振幅眼震（患侧前庭神经麻痹）。

3. 三叉神经功能障碍

临床表现如面部麻木感、三叉神经痛及感觉异常等，以首发症状出现少见，通常不损及三叉神经运动根。三叉神经受累发生率较高，如面部麻木感约30%，临床细致检查发现率可能更高，47%~61%有三叉神经症状，如角膜反射减弱、消失，面部感觉障碍等，若3支均受累提示肿瘤很大。

4. 面神经功能障碍

面神经与前庭蜗神经并行于内耳道，故常受累，表现为面肌无力、抽搐和乳突区疼痛等，疾病晚期可出现面瘫。检查可见表情肌轻微麻痹，通过令患者多次发笑使之疲劳，或叩击前额部使反复闭眼（瞬目反射）减弱确认。面神经的中间神经受累可引起外耳道后壁感觉减退，称为Hitzelberger征。

5. 小脑症状

如共济失调、眼震等，肿瘤较小时眼震向健侧，较大时眼震向患侧，多为旋转性、垂直性。患者出现后组脑神经障碍，如饮水呛咳、声音嘶哑、吞咽困难及咽反射消失等，提示肿瘤可能已经很大。随肿瘤增大压迫邻近结构，除导致邻近脑神经、小脑及脑干症状，可因中脑水管狭窄导致颅内压增高。

6. 头痛

头痛见于颞枕部，伴病侧枕大孔区不适感，与肿瘤大小有关，发生率为19%~38%。根据Selesnick等报道，肿瘤<1 cm无头痛，1~3 cm约20%患者主诉头痛，>3 cm约43%患者头痛。较大肿瘤血管丰富，5%~15%病例发生瘤内出血或蛛网膜下腔出血，出现突发性头痛和复视等。

（五）辅助检查

1. 腰穿及脑脊液检查

通常可见CSF蛋白质含量增加，细胞数大多正常。

2. 神经耳科学检查

CT和MRI问世前，VS早期诊断主要依赖听力异常筛查，目前已被神经影像学检查取代，但仍可作为预测术后听力保留程度指标。

（1）纯音听力检查：以标准气导与骨导听力零级为标准，测定患者气导与骨导听力。听神经病变听力丧失以高频听力为主。

（2）语言识别积分：常用于术前与术后听力评价。制作各种声音警度语言辨别能力曲线，用0~100%标记语音清晰度。与纯音听力检查相比，听神经瘤者语音清晰度很低，通常为0~30%。

（3）语言听取阈值：语音听取正确回答率达到50%为标准（dB）。

（4）听觉检查：听神经脑干反应（ABR）可见潜伏期延长或V波消失、无反应等异常。为保留听力可用术中监视器，测定耳蜗电图和复合运动电位等。

（5）前庭功能检查：温度眼震检查是通过刺激外侧半规管来检查前庭上神经损害情况。多数病例无反应表示半规管麻痹（CP）；发生于前庭下神经肿瘤由反应可漏诊。也可发现眼追踪试验（eyetracking test，ETT）、视动性眼球震颤

（opticokinetic nystagmus patern，OKN）等轻度异常（OKN是注视视野中越过的物体时出现的生理性眼震）。

3. 影像学检查

（1）X线平片：可见内听道扩大，头颅X线正侧位片及Towne位、正位可显示内耳道壁骨质吸收、密度减低呈漏斗状、喇叭状变形，或内耳道径＞8 mm为异常。

（2）CT检查：可见脑桥小脑角类圆刀或不规则形肿块，边界不清，均匀等密度，少数略高密度或混合密度，高密度区等密度肿瘤可仅显示第四脑室受压、变形更位，较大肿瘤可见同侧脑桥池扩大、脑积水等。肿瘤可均匀、不均匀或环状增强，病灶边界清楚，内听道呈喇叭口样扩大。

（3）MRI检查：由于其分辨率更高，因此可以更清晰地显示肿瘤以及颅内组织结构，甚至可显示肿瘤邻近的脑神经及血管，对于手术方案的制订有重要意义。可从冠状、矢状及水平三维角度来观察。组织学为Antoni A型的肿瘤一般呈均匀信号，Antoni B型肿瘤有囊性退行性变的倾向。听神经瘤钙化较少见，T_1加权像多呈轻度低信号影像，T_2加权像呈较高信号影像。Antoni B型肿瘤的信号一般比Antoni A型肿瘤稍高，在内听道内或小脑脑桥角池内有时可发现与肿瘤相连接的囊变区。内听道常有不同程度的扩大。

（4）DSA检查：可显示肿瘤营养血管，包括椎-基底动脉系统的小脑前下动脉、大脑后动脉，颈外动脉系统的硬脑膜中动脉、咽升动脉，以及颈内动脉系统脑膜-垂体动脉等。

（六）诊断及鉴别诊断

1. 诊断

关键在于早期诊断，即在肿瘤直径＜2 cm时就做出诊断。如能在此期做出诊断，通过手术全切肿瘤，面、听神经解剖及功能保留率是相当高的。因此各级医务工作者对本病的首发症状或早期症状必须予以高度重视，特别对成年人不明原因的耳鸣、进行性听力减退尤应警惕，应做必要的检查，不可轻易做出"感音-神经性耳聋"的诊断。诊断根据患者首发听力障碍、缓慢进展病程和相继出现三叉神经、面神经、小脑及后组脑神经障碍等症状。确诊主要依赖MRI显示内耳道内肿瘤。即使初诊检查未能发现肿瘤，也不能轻易放过，还应定期随访相当长的时期，否则一旦延误诊断，致使肿瘤继续增大，不但会加大手术难度，而且病死率、病残率均会增高。近十余年来，有关听神经瘤诊断的手段有了很大的改善，使得本病的早期诊断率有了很大的提高。

2. 鉴别诊断

VS约占脑桥小脑角肿瘤的80%，其余20%为脑膜瘤和脑干及小脑肿瘤，如神经胶质瘤、三叉神经鞘瘤、蛛网膜囊肿及转移性脑肿瘤等。

（1）前庭神经病变：VS 早期眩晕症状应与前庭神经炎、迷路炎、梅尼埃病及药物性前庭神经损害区别，均有相应病史。如前庭神经炎有感冒史，迷路炎有中耳炎史，梅尼埃病为发作性真性眩晕，药物性有相关用药史等。VS 为进行性耳聋，无复聪现象，常伴邻近脑神经症状，如三叉神经症状；CSF 蛋白增高、MRI 显示内听道扩大等。

（2）耳蜗神经损害：VS 引起耳聋应与耳硬化症、药物性耳聋等鉴别，除上述鉴别要点，听神经瘤常伴病侧前庭功能消失或减退。

（3）脑桥小脑角脑膜瘤：早期听觉或前庭功能改变，CSF 蛋白含量增高不明显，内听道大多正常，CT 呈均一性增强。如临床上难以区分，需手术证实。

（4）脑桥小脑角上皮样囊肿（胆脂瘤）：系先天性肿瘤，发病年龄较轻，40 岁前约占 65%，病程长。首发症状常为面部疼痛，听力障碍不明显，前庭症状缺如或轻微，病程晚期可出现。CSF 蛋白不增高，CT 显示内耳道不扩大，肿块呈低密度（瘤内含脂肪），病变分叶并蔓延到周围脑池，无增强效应。MRI 可见类 CSF 的 T_1 低信号、T_2 高信号。

（5）脑桥小脑角小胶质瘤：易与听神经瘤混淆，其进展较快，症状出现顺序不同，颅内高压症、小脑或脑干症状较早出现，脑神经损害常为双侧性，内听道不扩大。

（6）其他：如脑桥小脑角部小脑前下动脉瘤、蛛网膜囊肿、粘连性蛛网膜炎、小脑半球外侧血管肉芽肿、巨大蛇形颅底动脉等。根据症状出现顺序不同，CSF 蛋白增高不明显，肿物影像学所见及内听道不扩大，可资鉴别。

（七）治疗

1. 手术治疗

随着显微外科手术技术的发展及术中电生理监测的应用，听神经瘤切除术的效果不断改善，其死亡率及并发症发生率逐渐降低，面、听神经的解剖及功能保留率在小肿瘤手术甚至部分中、大型肿瘤手术也日益提高。主要的手术入路包括枕下入路、经迷路入路以及中颅凹入路。枕下入路及经迷路入路适用于任何大小的肿瘤手术。如考虑保留听力，一般采用枕下入路。由于枕下入路暴露充分，视野良好，对适当的病例能保留听力，大多数神经外科医生愿意采用此入路。

（1）适应证：VS 症状进行性恶化或复发；肿瘤较小，手术可能保存听力；年轻患者肿瘤复发；不完全切除后复发，允许再次广泛切除者；放疗后肿瘤继续增大；巨大肿瘤及粘连紧密者可考虑次全切除。

（2）手术及术后处理：肿瘤<2.5 cm 几乎均能全切，也能解剖保留面神经；肿瘤>2.5 cm 次全切率为 11%，面神经解剖保留率为 70%；肿瘤非常大（直径>4 cm）明显压迫脑干时，应考虑分两次手术，避免肿瘤残余和减小脑干损伤。较小肿瘤（直径 2 cm 以下）术前听力障碍较轻微，20%～50% 的病例全切可保留听力；1 cm以下保留率达83％。术中将电极放置在第四脑室外侧隐窝做术中ABR监测，尽可能多地保留听力。然而，仍有约半数患者听力丧失，可能因神经回缩、神经或半规管缺血、对神经牵拉性损伤或半规管开放等所致。手术最易损伤肿瘤腹侧被肿瘤包裹的部分面神经，采用显微外科技术及术中面神经监测可使面神经麻痹发生率降低。误切断面神经可引起兔眼征、角膜溃疡，应尽量行端-端吻合术，不能吻合时通常在50日内行舌下神经、副神经或膈神经中枢侧吻合术，或健侧与患侧面神经交叉吻合。恢复期注意保护角膜，如点眼药水等。

（3）手术并发症：VS术后并发症发生率约为20％，多见于年老及衰弱者、肿瘤较大患者，经恰当处理多数可康复，少数病例可遗留不同程度后遗症。常见后遗症：①小脑前下动脉（AI-CA）及分支损伤，完全闭塞可引起脑桥致死性梗死；②分离肿瘤软脑膜撕裂可造成脑实质损伤，肿瘤被膜与脑干粘连紧密时不要勉强分离，可将部分粘连被膜留在脑干上，以策安全；③脑脊液漏：是常见并发症，发生率5％～15％，轻微脑脊液漏可卧床、限制活动，避免便秘、咳嗽等，采取降低颅内压措施，如限制水分摄入，给予碳酸酐酶抑制剂或注射脱水剂等，如仍不能停止脑脊液漏需手术封闭漏口；④脑膜炎：发生率2％～10％，多因脑脊液漏所致，出现高热、头痛、精神障碍和颈强等脑膜刺激征，可腰穿检查CSF常规、细菌培养及药敏试验。

2. 放射治疗

放射治疗可抑制部分患者的肿瘤生长。常用的放疗方法有γ线、直线加速器、正电子束等。γ刀及放射治疗适应证：①老年患者小或中等肿瘤，症状轻，观察随访肿瘤增大；②肿瘤次全切除后复发；③患者伴其他疾病不允许手术治疗或风险很大。Lunsfonrd等1993年报道96例单侧听神经瘤立体定向放射手术治疗的结果。经6个月以上随访，68例（71％）的肿瘤大小无变化，25例（26％）体积缩小，2例（2％）体积增大。迟发面神经麻痹发生率为29％，但其中90％面神经麻痹者以后随访均有恢复。术前37％的患者仍有有效听力。在放射手术后2年，有效听力的保留率为34％。33％的患者暂时出现轻微的三叉神经症状。少数患者放射手术后在MRI上出现小脑中脚及脑桥改变，但无临床症状。这些影像学改变经随访均趋于好转。4例放射手术后由于脑积水需做脑室-腹腔分流术。

（八）预后

VS属良性肿瘤，即使多次复发也不发生恶变和转移。如能全切除通常疗效良好。

二、其他内耳肿瘤和假性肿瘤

（一）胆固醇肉芽肿

胆固醇肉芽肿很少是先天性的，多半是岩骨气房通气障碍，气房内分泌物聚集所致。

1. 病理学检查

胆固醇肉芽肿由伴有囊性空腔的肉芽组成，含有黄褐色液体，可以看到结晶样物。在组织学上胆固醇结晶的所在部位有典型的纺锤样空腔，被炎性细胞，特别是大量的异物巨细胞包裹。岩尖是胆固醇肉芽肿在岩骨的好发部位。岩尖的气房差异很大，可以与蝶窦和筛窦相邻。因此岩尖胆固醇肉芽肿应该作为一种单独的疾病，与鼓室乳突的胆固醇肉芽肿区别开来。

2. 症状与诊断

颞骨胆固醇肉芽肿根据病变发生部位的不同可能出现不同的症状。主要症状有传导性听力损失、面瘫、三叉神经刺激征、展神经麻痹等。CT 可见边缘清楚的骨质缺损。其密度与脑组织接近。典型的病例可见囊性阴影，增强后没有强化反应。MRI 的 T_1 像表现为低或中等信号，T_2 像呈稍高信号。胆脂瘤的密度低于脑组织，增强后也不强化，MRI 的 T_1 和 T_2 像均呈高信号。

3. 治疗原则

除个别情况外，实际上很难做到完全切除胆固醇肉芽肿，因此主要采用引流手术，主要是向中耳进行引流，个别情况下可以引流到筛窦或蝶窦。桥小脑角的胆固醇肉芽肿，如果听力没有保留价值，可以选择经迷路径路；如果听力仍有保留价值，则选择颅中窝径路。预后相对较好，但是一定要向患者交代有复发的可能。

（二）脂肪瘤

1. 病因、流行病学

脂肪瘤为良性的肿瘤，是胚胎性脑膜组织持续存在并畸形分化的结果，不能看成是异位的外胚层组织。颅内脂肪瘤的尸检阳性率为 3‰，新生儿的尸检阳性率为 5‰。9% 的颅内脂肪瘤发生于内耳道和小脑桥角。因此这种肿瘤在颞骨出现的概率很低。

2. 病理学检查

颅内脂肪瘤是一种质地软、黄色且富含脂肪的肿瘤，血管供应有很大的个体差异。多数情况下第Ⅷ脑神经被包裹在肿瘤之中，且发生粘连，手术很难分离。也可能与面神经发生粘连。

3. 症状与诊断

颅内脂肪瘤的特点是可以长期没有任何症状。如果肿瘤生长到一定程度，可以出现占位性病变的表现。CT 检查常表现为内耳道、桥小脑角处非特异性占位性病变，造影剂很少存留。磁共振能够很好的确定诊断，T_1 像表现为高密度，T_2 像表现为低密度，没有造影加强剂的蓄积。这些都是脂肪的特征。

4. 治疗原则

由于脂肪瘤生长速度缓慢，与周围的神经如第Ⅷ对脑神经以及面神经粘连常较严重，即使较小的脂肪瘤手术也常常造成神经功能丧失，因此对于这种肿瘤建议密切随访，定期进行 MRI 检查，不主张立即手术治疗。如果肿瘤较大，有压迫脑干的危险，则建议手术治疗。由于肿瘤生长速度缓慢，又是良性肿瘤，因此预后较好。

（三）血管瘤

1. 病因、流行病学

血管瘤的成分是富含血管的结缔组织，呈肿瘤样生长。Mulliken 将血管瘤分成两种类型：一种是真性的，出生以后才出现的肿瘤；另一种是出生时就有的血管瘤样畸形，随着年龄的增长不断长大。血管瘤还可以分成表浅型和深部型：表浅型常与皮肤紧密粘连，常是毛细血管瘤；深部血管瘤常是海绵状血管瘤。此外，还有介于表浅与深部之间的混合型，中耳和岩骨血管瘤常为混合型。这种在岩骨或斜坡的颅骨内的海面状血管瘤可以长得很大。Mulliken 认为真性血管瘤与血管瘤样畸形之间还有一种在桥小脑角和内耳道的血管发育畸形，但是非常罕见。

2. 症状与诊断

主要症状是搏动性耳鸣和眩晕，也可能出现面瘫。CT 与 MRI 已经能够对大多数病例进行诊断。内耳道血管畸形在 CT 片上无法与听神经瘤鉴别，应尽可能地进行 MRI 检查明确诊断。

3. 治疗原则

治疗的基本原则是手术完整切除肿瘤。如果肿瘤范围较大，术前最好进行血管造影以及血管栓塞，这样能够明显减少术中的出血。颅底骨内血管瘤常常有明显的破坏，术中出血很多往往给手术带来很大的困难。而且海绵状血管瘤术前不能栓塞，因此在术前采集自体血对术中、术后回输很有意义。桥小脑角和内耳道的血管瘤手术非常困难，而且有急性蛛网膜出血的倾向，很难保留位听神经以及面神经的功能，因此只有肿瘤直径＞3 cm 时才有绝对的手术适应证。如果能够完整切除肿瘤，则预后良好。有时姑息性部分切除也很有意义。

第五章　眩晕与耳鸣

第一节　眩晕

一、概述

眩晕是因机体对空间定位障碍而产生的一种运动性或位置性错觉。眩晕为临床常见的症状之一，5‰～10‰的人群曾患眩晕症。

人体的平衡是由前庭系统、本体感觉系统（包括皮肤浅感受器和颈、躯体的深部感受器）和视觉系统这3个系统互相作用以及周围与中枢神经系统之间的复杂联系和整合而维持的。除耳鼻咽喉科疾病可致眩晕外，其与内科、神经内科、神经外科、骨科、眼科、妇产科及精神病科的关系都极为密切。

（一）分类

眩晕的分类至今尚不统一。传统的分类包括耳源性与非耳源性眩晕；真性（旋转性）与假性（非旋转性）眩晕；外周性眩晕与中枢性眩晕等。下面介绍按病变部位及发病原因的眩晕分类法。

1. 前庭性眩晕

（1）前庭外周性眩晕。

耳蜗前庭疾患：①迷路内：如梅尼埃病等。②迷路外：如氨基糖苷类耳中毒。

前庭疾患：①迷路内：如良性阵发性位置性眩晕、晕动病。②迷路外：如前庭神经元炎。

（2）前庭中枢性眩晕：①血管性。②肿瘤、外伤、变性疾患。

2. 非前庭性眩晕

非前庭性眩晕包括以下几种：①眼性眩晕。②颈性眩晕。③循环系统疾病。④血液病。⑤内分泌及代谢性疾病。⑥精神性眩晕。

此外，某些外耳和中耳疾病也可引起眩晕症状。

（二）检查

应进行下列各项检查，以便明确眩晕的病因及病变部位。

（1）全身一般检查。

（2）耳鼻咽喉科专科检查。

（3）神经系统检查：①脑神经功能检查。②感觉系检查。③运动系检查。④过度换气试验。

（4）精神心理状态评估：应包括精神状态及心理应激状态的评估。

（5）听力学检查：可协助对眩晕进行定位诊断。

（6）前庭与平衡功能检查：平衡试验、协调试验、眼动检查、瘘管试验、甘油试验等。

（7）眼科检查：有助于判断是否为眼性眩晕。

（8）颈部检查：对疑为颈性眩晕者，应进行颈部检查。

（9）影像学检查：有助于了解中耳、内耳道及颅内情况，做 X 线、CT、MRI、TCD、SPECT 等检查。

（10）脑电图检查。

（11）实验室检查。

（三）诊断

眩晕的诊断应做到定位、定性、定因和定态，方可有利于指导治疗，诊断时应注意以下 3 个方面：①病史的采集与分析。②眩晕患者的精神心理学评价。③眩晕的临床检查评价。

外周性眩晕与中枢性眩晕的一般特性如下。

1. 外周性眩晕的一般特征

（1）眩晕为突发性旋转性，持续时间短暂，可自然缓解或恢复，但常反复发作。

（2）眩晕程度较剧烈，伴波动性的耳鸣、耳聋以及恶心、呕吐、面色苍白、出冷汗、血压下降等自主神经症状，而无意识障碍和其他神经系统症状。

（3）自发性眼震为旋转性或旋转水平性，Ⅰ°～Ⅱ°，发病初期眼震向患侧，稍后转向健侧。各项前庭反应协调，眼震与眩晕的方向一致，倾倒与自示偏斜方向一致，前、后两者方向相反。自发反应与诱发反应以及自主神经反应的程度大体相仿。

（4）变温试验可出现前庭重振现象（一侧前庭功能减弱，增强刺激则反应正常），很少有优势偏向。

2. 中枢性眩晕的一般特征

（1）眩晕可为旋转性或非旋转性，持续时间较长（数天、数周或数月），程度不定，一般较轻，有时可进行性加重，与头和身体的位置变动无关。

（2）可无耳部症状，前庭其他症状也不一定齐全。自主神经反应的程度与眩晕不相协调。

（3）多伴有其他脑神经、大脑或小脑症状。眩晕发作时可有意识丧失。

（4）自发性眼震粗大，为垂直性或斜行性，也可为无快慢相的摆动性，持续久，程度不一，方向多变，甚至呈双相性。

（5）各种前庭反应有分离现象，自发与诱发反应不一致，可出现前庭减振现象（弱刺激引起强反应，强刺激引起的反应反而弱）。

（6）变温试验结果冷热反应分离，有向患侧的优势偏向。

二、梅尼埃病

梅尼埃病是一种原因不明的，以膜迷路积水为主要病理特征的内耳疾病。临床表现的特点为反复发作性眩晕、感音神经性耳聋、耳鸣，可有耳内胀满感。我国曾将该病译为"美尼尔病"，1989 年我国自然科学名词审定委员会则统一称为"梅尼埃病"。

该病临床上以突然性眩晕发作伴有一侧耳鸣、耳聋为特点，可经药物治疗或自行缓解。

梅尼埃病为耳鼻喉科常见病，因诊断标准不同，所报告的发病率较悬殊。Matsunaga 报道，在各国各医院耳鼻喉科临床患者中，梅尼埃病约占 0.5%。据北京市耳鼻喉科研究所报告，梅尼埃病占耳源性眩晕的 61%～64%。发病年龄以中青年居多，约 75% 的患者在 30～60 岁之间（Watanabe，1968）。患者性别差异不明显。而据 Matsunaga（1976）统计，发展中国家和都市人口中发病率较高，近年来文献指出此病有增加的趋势，可能与空气污染和化学药物中毒等因素增加有关。本病属于中医学"耳眩晕"范畴。

（一）病因病机

中医认为本病多由内伤脏腑而发病，又有风、火、痰等不同因素之兼杂。主要有患者平素情志不舒，肝气郁结，化火生风，风火上扰；或暴怒伤肝，怒则气上，升发太过，上扰清窍，发为眩晕；或饮食不节，劳倦、思虑过度，过服寒凉之物，损伤脾胃，则生化不足，气血亏少，不能上奉而致眩晕；或先天不足，房劳过度，病后失养，耗伤肾阴，精髓不足，髓海空虚，耳窍失养而发病；或肾阳不足，命门火衰，则阳虚生寒，不能温化水液，寒水停聚，上泛耳窍，眩晕则犯；或饮食、劳倦、多虑皆能伤脾，脾土受损，则运化失司，水湿停留，聚湿生痰，阻遏阳气，清阳不升，浊阴不降，蒙蔽清窍，故生眩晕。

现代医学认为本病的确切病因尚未明确，主要的学说有以下几种：①不少耳科学家研究发现，梅尼埃病患者的内淋巴囊囊腔内有细胞碎片堆积，内淋巴管、内淋巴囊上皮变性，纤维化萎缩以及囊腔消失等，故认为本病与内淋巴吸收障碍有关。②大量基础研究表明，内耳具有免疫应答能力，内淋巴囊是接受抗原刺激并产生免疫应答的部位，而在动物模型及某些梅尼埃病患者中，又发现其 Ig、

CIC、C_3、C_4、C_5 等水平升高，因而认为梅尼埃病的基本病理改变——膜迷路积水可能与自身免疫反应引起的内淋巴囊吸收功能障碍有关。③自主神经功能紊乱学说认为，由于自主神经功能紊乱，交感神经应激性增高，副交感神经处于抑制状态，内耳小动脉痉挛，微循环障碍，导致膜迷路积水。④有学者认为，由于前庭的代谢率较高，容易受到供血不足的影响，而降低其代谢功能，一旦内耳缺氧，即可引起内、外淋巴液中离子浓度的变化，可使内淋巴的渗透压增高，导致水从外淋巴向内淋巴渗入，形成膜迷路积水。⑤病灶及病毒感染学说：晚期或先天性梅毒，甚至中耳长期慢性炎症可引起膜迷路积水。⑥内分泌障碍：甲状腺功能减退症所致之黏液性水肿可发生于内淋巴腔。

（二）病理

现代医学认为以上各种病因，引起内淋巴液的产生过多或吸收过少，而导致内淋巴积水。内淋巴液压增高到某种程度，就可引起蜗管前庭壁破裂，使内外淋巴液混合，富含钾离子的内淋巴液进入外淋巴腔隙内，可导致前庭感受器发生钾离子中毒，从而抑制感受细胞兴奋，临床上可出现耳鸣、耳聋和发作性眩晕等症。2~3小时后钾离子浓度减少，眩晕也随之减轻，逐渐恢复正常。膜迷路如此反复破裂和修复，便是梅尼埃病发病的全过程。

（三）临床表现与诊断

梅尼埃病的发作常为间歇性，故在发作期症状多，间歇期可无任何症状或很少症状。

1. 症状

（1）发作期表现。①眩晕：是梅尼埃病的主要症状，患者常以此为主诉就诊，眩晕发作急，可为自身或周围物体的旋转、翻滚、摇摆或颠簸感，一般睁眼时感到环境的运动，闭眼时则感到自身的运动。梅尼埃病眩晕发作时间一般为数十分钟，最多数小时，很少超过数日者。眩晕结束有两种方式，一是眩晕瞬息即逝，或一觉醒后豁然而愈；一是剧烈眩晕消失后，仍有头晕及步态不稳，持续数日之久。眩晕可发生于任何时间、任何体位，但夜间静卧，特别在熟睡时所发生的旋转性眩晕有重要的临床价值。眩晕严重时，患者常畏光，惧怕嘈杂声，喜静卧，不断呻吟或辗转反侧。而眩晕发作时并无意识障碍。②耳鸣：可能是梅尼埃病的最早症状。在病程早期，耳鸣随眩晕的发作而出现，间歇期减轻或消失，耳鸣的性质表现不一，有如铃声、营营声、嘶嘶声或嗡嗡声。③听力减退：也是梅尼埃病的主要症状之一，听力在一次发病时有明显减退，随眩晕的消失，听力有所恢复或恢复正常，听力总的趋势是随着屡次发作而每况愈下。④其他症状：患耳闷胀感或压迫感常被列为梅尼埃病的第四主征。恶心、呕吐、出汗及面色苍白等自主神经反应是剧烈眩晕发作时的伴随症状。

（2）间歇期临床表现：间歇期长短常因人而异，短者数月，长者数年，亦有每周数次发作者在间歇期可无任何症状，少数患者可于严重发作后，有轻度平衡功能障碍，有波动性听力减退，在间歇期患耳多遗留程度不同的听力障碍，耳鸣可有可无。

2. 体征

发作期可有自发性水平眼颤，亦有水平旋转型，快相向患侧，闭眼时尤为明显，发作后期眼震方向转向健侧（麻痹型眼震），以后逐渐消失。

3. 实验室和其他辅助检查

间歇期可做以下检查。

(1) 听觉功能：显示为典型的耳蜗性病变。①纯音测听：早期呈低频感音性聋，中期多呈平坦型，发作期加重，发作后可部分或完全恢复呈波动性听力图，晚期呈稳定下降形曲线，发病后 5～10 年听力损失多在 50～70 dB 间。②语言测听：语言听阈和纯音听阈有很好的相关性，由于声音畸变，语言辨别率可下降到 40％～70％。③阈上功能检查：双耳交替响度平衡试验（ABLB）阳性，短增量敏感指数（SISI）升高达 80％以上，提示有听觉重振现象。④声阻抗检查：鼓室图 A 型，无音衰及声反射衰减，镫骨肌反射阈和听阈间差在 60 dB 以上，亦提示有重振现象。⑤耳蜗电图：和电位/动作电位（SP/AP）振幅比值＞37％。

(2) 前庭功能检查：早期前庭功能可正常，随着频繁发作其功能逐渐减退，到晚期可完全丧失。①Hallpike冷热变温试验：此法最常用，约有 1/3 的患者反应正常，1/3 反应较弱，另 1/3 完全丧失。②眼震电图检查：眼震多为水平型，重者为水平旋转型，急性期向对侧，以后转向同侧，称为恢复性眼震。

(3) 甘油试验。方法：患者空腹，先测试纯音听阈，然后口服甘油（1.2～1.5 mL/kg），服药后 1、2、3 小时再分别复查纯音气导听阈，比较 4 次所测气导听力图。甘油试验的阳性标准：患耳 0.25 kHz、0.5 kHz、1.0 kHz 平均气导比服药前提高 15 dB 或 15 dB 以上。由于甘油口感不佳，服用时可用果汁配成 50％液体服用，本病甘油试验的阳性率为 50％～60％。

4. 诊断

根据以下可做出诊断：①反复发作的旋转性眩晕至少两次以上，每次发作持续数十分钟至数小时，伴有耳鸣和感音神经性听力下降。②发作间歇期眩晕消失，而可排除其他疾病引起的眩晕者，临床上可诊断为本病。③听觉功能检查显示为典型耳蜗型者，或冷热试验异常者可协助诊断。④甘油试验阳性可支持本病的诊断。

5. 鉴别诊断

临床上需与以下疾病鉴别。

(1) 迷路炎：眩晕渐起加重，呈持续性，头部活动时加重，多发生于化脓性中耳炎或胆脂瘤型中耳炎或手术、外伤后。

（2）药物性耳中毒：迟发性前庭损害，易与本病混淆，但其耳鸣、耳聋有明显用药史，如应用氨基糖苷类抗生素、奎宁、利尿药、水杨酸盐和抗癌药等。

（3）位置性眩晕：在某一特定体位时发病，无耳鸣、耳聋，前庭功能正常。

（4）突发性耳聋：无任何诱因，突然发病，一次性听力严重损失，以高频为主，甚至全聋，有时可伴有严重眩晕，发病前无耳鸣、耳聋史，3～7 天后眩晕好转，无反复发作特征。

（5）前庭神经元炎：无耳鸣、耳聋，突然眩晕发作，可有受凉感冒史，有向健侧自发性眼震，患侧前庭功能减弱或丧失，有时白细胞计数升高。

（6）椎基底动脉供血不足：颈椎畸形或骨质增生，高血压或动脉硬化，均可诱发脑干前庭中枢或内耳供血不足，因症状比较复杂，应进行脑血管检查，血液分析和颈椎 CT 或 X 线摄片等检查。

（7）听神经瘤：早期单侧耳鸣、耳聋，可有轻度不稳感或瞬间的头晕，少有旋转感觉，听力检查为蜗后性损害，内听道 X 线摄片显示扩大，CT 或 MRI 检查可见肿瘤图像，可资鉴别。

（四）治疗

梅尼埃病由于其病因病机复杂，临床表现繁多，所以治疗上应按不同的情况选择不同的治疗方法。中医在治疗本病方面具有其特色，疗效较好，故发作期可采用中西医结合治疗，提高疗效，缓解期以中医辨证论治进行调理以巩固疗效及预防复发。

1. 中医治疗

梅尼埃病的治疗以"实则泻之，虚则补之"及"急则治其标，缓则治其本"为原则。依据全身辨证可分为以下几种。

（1）髓海不足：眩晕发作较频繁，发作时耳鸣较甚，听力减退较明显。伴有精神萎靡，腰膝酸软，心烦失眠，多梦遗精，记忆力差，手足心热。舌质红，苔少，脉弦细数。治宜滋阴补肾，填精益髓。方选杞菊地黄丸加减。若精神萎靡，四肢乏力，腰膝酸软，可加鹿角胶、龟甲胶以填补精髓；若恶心、呕吐甚者，可加法半夏、生姜、竹茹以止呕；若心烦多梦，可加龟板、五味子以滋阴潜阳、安神。中成药用杞菊地黄丸。

（2）上气不足：眩晕发作时面色苍白，神疲思睡，表情淡漠，唇甲不华，食少便溏，懒言，气少不足以息，动则喘促，心悸。舌质淡，脉细弱。治宜补益气血，健脾安神。方选归脾汤加减。若挟痰者，加法半夏、陈皮以化痰祛浊；若血虚明显，加何首乌、熟地黄、白芍以益阴养血。中成药用归脾丸。

（3）寒水上泛：眩晕时心下悸动，恶寒，肢体不温，咯痰稀白，腰痛背冷，精神萎靡，夜尿频而清长。舌质淡，苔白润，脉沉细弱。治宜温壮肾阳，散寒利水。方选真武汤加减。若觉背冷肢寒，小便清长者，可酌加桂枝、巴戟天以增强温阳散寒之功；若见痰多稀白，可加白芥子、法夏等温化寒痰。中成药用六味地黄丸。

（4）肝阳上扰：眩晕每因情绪波动而发，急躁心烦，面赤目红，头痛，口苦咽干，胸胁苦满，少寐多梦。舌质红，苔黄，脉弦数。治宜平肝熄风，滋阴潜阳。方选天麻钩藤饮加减。昏眩重者，加龙骨、牡蛎、珍珠母以镇肝息风；肝火旺盛者，可加龙胆草、大黄以增强清肝泄热的作用；呕吐甚者，可加竹茹、法半夏以止呕。中成药用龙胆泻肝丸。

（5）痰浊中阻：眩晕而觉头额胀重，胸闷不舒，呕吐恶心症状较剧烈，痰涎多，心悸，纳呆倦怠。舌质淡红，苔白腻，脉濡滑或兼弦。治宜健脾燥湿，涤痰息风。方选半夏白术天麻汤加减。头晕、胸闷重者，可加藿香、佩兰以辟秽利湿祛浊；呕恶、痰涎多者，可加胆南星、白芥子、僵蚕以加强化痰息风之效；痰热者，可加黄芩、竹茹、枳实以清热化痰。中成药用全天麻胶囊。

2. 西医治疗

（1）一般治疗：发作期应卧床休息，应采用低盐低脂肪饮食，食盐量每日不超过 1 g。避免精神刺激，忌烟酒及浓茶。适当向患者解释本病的发病及预后，以解除患者的恐惧心理。

（2）药物治疗。①镇静药：可选用苯海拉明、盐酸异丙嗪或地西泮，有较好的镇静和安眠作用，可制止眩晕和恶心、呕吐。②血管扩张药：烟酸 $50 \sim 100$ mg，1 日 3 次，饭前半小时口服，可长期服用，剂量控制在服药后面部发红、发热为度；5％碳酸氢钠，每次 $40 \sim 50$ mL，静脉注射或静脉滴注 250 mL。可中和组织内酸性代谢产物，释放 CO_2，扩张内耳微血管，改善微循环。③桂利嗪：每次 $25 \sim 50$ mg，1 日 3 次，或 $20 \sim 40$ mg，静脉滴注，能扩张毛细血管；5％CO_2 和 95％O_2 混合气体吸入，可扩张微血管，增加内淋巴液中氧分压，降低 pH 值，亦可单独采用 5％CO_2 吸入，每次 5 分钟；此外，还可用山莨菪碱、妥拉唑啉、血管舒张剂等。④钙通道阻滞剂：氟桂利嗪（西比灵）是一种选择性钙通道阻滞剂，可防止细胞内钙超载，能改善耳蜗微循环，降低前庭兴奋性，增强神经元缺氧耐受性，无一般阻滞剂抑制心肌和降血压的不良反应。⑤脱水剂：多用在发作期。可用乙酰唑胺、氢氯噻嗪或氨苯蝶啶，两药可减量同时服用，应定期查血钾、钠离子。⑥激素治疗：若拟诊为自身免疫或变态反应因素有关者，可口服或静脉滴注类固醇。⑦维生素类：如系代谢障碍，维生素缺乏，此治疗有一定意义。可给予维生素 C、B 族维生素，如维生素 B_1、维生素 B_2、维生素 B_6、维生素 B_{12} 等。

（3）手术治疗：长期保守治疗无效者，可采用手术治疗，手术方法有迷路破坏性手术、膜迷路闭塞术或内淋巴囊填塞术、内淋巴囊减压术、球囊切开或造瘘术、内淋巴分流术等。因目前手术绝大多数为破坏性手术，故手术适应证应从严掌握。

3. 其他中医治疗

（1）针灸：常用穴位百会、神庭、神门、耳门、内关、申脉、合谷、足三里、丰隆、脾俞、肾俞、关元、风池、行间、太溪、中脘等穴，每次选3～4穴，根据病证的虚实，采用补泻手法，实则泻之，虚则补之。虚寒者，多用艾灸法，如上气不足者，可用艾条悬灸百会穴，常可取得良好的止眩效果；寒水上泛者也可悬灸督脉及膀胱经上的俞穴。

（2）耳针：可选用额、心、神门、胃、肾、枕、内耳等，每次2～3穴，强刺激，每天一次，或用埋针。

（3）穴位注射：可选合谷、足三里、太冲、翳风或内关、风池等穴位，每次选穴2～3个，每穴注射丹参注射液0.5～1 mL（或人参注射液，或当归注射液），隔日1次。

（五）预防与调护

本病强调预防，故缓解期注意调养身体，适当锻炼身体，增强体质，饮食宜清淡、低盐，注意休息，避免过劳，发作期注意静卧休息，避免情绪刺激。

（六）预后与转归

本病经适当治疗预后较好，但容易反复发作，故强调预防，缓解期治疗对本病的治疗效果影响较大。

（七）古籍精选

《素问玄机原病式·五运主病》："诸风掉眩，皆属于肝。掉，摇也，眩，昏乱旋运也，风主动故也。所谓风气甚而头目眩运者，由风木旺，必是金衰，不能制木，而木复生火，风火皆属阳，多为兼化，阳主乎动，两动相搏，则为之旋转。"

《灵枢·海论》："髓海不足，则脑转耳鸣，胫酸眩冒，目无所见，懈怠安卧。"

《景岳全书·眩运》："丹溪则曰无痰不作眩，当以治痰为主，而兼用他药。余则曰无虚不作眩，当以治虚为主，而酌兼其标。孰是孰非，余不能必，姑引经义以表其大意如此。"

三、前庭神经炎

前庭神经炎又称为流行性眩晕，现认为是由病毒感染所致的前庭神经疾病。其临床表现以突发性单侧前庭功能减退或前庭功能丧失为特征。Rattin（1909）和 Nylen（1924）最早描述该病症。Hallpike（1949）以及 Dix 和 Hallpike（1952）称之为前庭神经元炎，因病理发现该病主要表现为前庭神经病变，故应称之为前庭神经炎。

主要病因学说包括前庭神经病毒感染学说及前庭血供障碍学说。

（一）临床表现

1. 症状

突然发生的旋转性眩晕、自发性眼震及平衡障碍，伴恶心、呕吐等自主神经症状。眩晕常持续数天，一般 3～5 天后逐渐减轻。发病 1～6 周后，大多数患者感觉眩晕症状基本消失。极少数患者在发病后数年内有复发现象，但眩晕程度减轻。无主观听觉障碍或中枢神经病变表现。

2. 检查

包括全身物理检查、耳科学检查、神经系统检查、听力学检查、前庭功能检查及必要的影像学和实验室检查（主要阳性体征见诊断依据）。冷热试验是确定患耳的主要检查方法。

（二）诊断

前庭神经炎尚无特异性的诊断标准或方法，结合鉴别诊断，以下内容可作为诊断依据。

（1）前驱性上呼吸道感染病史。

（2）突然发作性旋转性眩晕，伴恶心、呕吐，眩晕常持续数天。

（3）自发性眼震，呈水平旋转性，快相向健侧。

（4）平衡障碍，Romberg 试验向患侧倾倒。

（5）冷热试验患侧前庭功能明显减退或丧失。

（6）无耳蜗功能障碍。

（7）无其他神经系统病变表现。

（8）血清疱疹病毒抗体滴度增加有助于支持本病的诊断。

（三）治疗

1. 支持疗法

发病初期眩晕及恶心、呕吐症状严重者，可适当输液，纠正酸碱平衡失调。

2. 对症疗法

病初当恶心症状严重时，可适当给予抗组胺药或抗胆碱药。由于该类药物不利于前庭中枢代偿的形成，故一旦恶心症状减轻（24～72 小时后）应立即停药。

3. 糖皮质激素治疗

如泼尼松龙。

4. 抗病毒药物

如阿昔洛韦。

5. 前庭康复训练

前庭中枢抑制剂停用后即可进行前庭康复治疗，愈早进行康复治疗，恢复愈快。方法有一般康复和个体化康复方法等，目的是提高凝视稳定和姿势平衡。

四、良性阵发性位置性眩晕

良性阵发性位置性眩晕（benign paroxysmal positional vertigo，BPPV）是头部运动到某一特定位置时诱发的短暂眩晕，是一种自限性外周前庭疾病。临床上表现为头部运动在某一特定头位时诱发短暂的眩晕伴眼球震颤。

发病机制包括嵴顶结石病学说及半规管结石病学说。

（一）临床表现

1. 症状

发病突然，患者在头位变化时出现强烈旋转性眩晕，常持续于 60 秒之内，伴眼震、恶心及呕吐。症状常发生于坐位躺下、从躺卧位至坐位时或出现于在床上翻身时，患者常可察觉在向某一头位侧身时出现眩晕，常于睡眠中因眩晕发作而惊醒。

2. 检查

（1）Dix-Hallpike 变位性眼震试验。

（2）滚转试验。

（3）正弦旋转试验。

（4）听力学检查。

（5）其他：姿势图检查可呈现平衡功能降低，虽无特征性，但可作为疗效评价方法之一。其他前庭功能检查、神经系统检查以及 CT 或 MRI 检查主要用于鉴别诊断或病因诊断。

（二）诊断与鉴别诊断

应与中枢性位置性眼震、前庭神经炎、梅尼埃病、脑血流疾患致眩晕等相鉴别。

1. 诊断 BPPV 的变位试验

（1）Dix-Hallpike 或 Side-lying 试验：是确定后或前半规管 BPPV 的常用方法。

（2）滚转试验：是确定外半规管 BPPV 的最常用的方法。

2.BPPV 变位检查的眼震特点

（1）后半规管 BPPV 的眼震特点：患者头向患侧转 45°后快速卧倒，使头悬至床下，与床平面呈 20°～30°夹角，患耳向地时出现以眼球上极为标志的垂直扭转性眼震（垂直成分向眼球上极，扭转成分向地）；回到坐位时，眼震方向逆转。管结石症眼震持续时间<1 分钟；嵴帽结石症眼震持续时间≥1 分钟。

（2）前半规管 BPPV 的眼震特点：患者头向患侧转 45°后快速卧倒，使头悬至床下，与床平面呈 20°～30°夹角，患耳向地时出现以眼球上极为标志的垂直扭转性眼震（垂直成分向眼球下极，扭转成分向地）；回到坐位时眼震方向逆转。

管结石症眼震持续时间<1分钟；嵴帽结石症眼震持续时间≥1分钟。

（3）外半规管BPPV的眼震特点：管结石症在双侧变位检查均可诱发向地性或背地性水平眼震，眼震持续时间<1分钟；嵴帽结石症在双侧变位检查可诱发背地性水平眼震，眼震持续时间≥1分钟。

3.诊断依据

（1）头部运动到某一特定位置出现短暂眩晕的病史。

（2）变位性眼震试验显示上述眼震特点，且具有短潜伏期（<30秒）和疲劳性。

（三）治疗

1.头位变位管石复位法

常根据BPPV的不同类型选择相应的方法。

（1）后半规管BPPV：常选择Epley耳石复位治疗或Semont手法治疗。

（2）水平半规管BPPV：常应用Barbecue手法治疗，无效者还可采用强迫体位治疗。

（3）前半规管BPPV：常应用Epley耳石复位治疗或Semont手法治疗。

2.其他前庭康复治疗训练

如习服治疗方法。

3.手术疗法

如上述疗法无效且影响生活工作质量者，可行后壶腹神经切断术或半规管阻塞术。

第二节　耳鸣

公元前4世纪—公元前5世纪，Hippocrates已对耳鸣有所记录。而最早的文字记载，见于公元前16世纪埃及的沙草纸的古写本中。由于患者对耳鸣所致的烦恼常是主观的，而客观评定的方法不多，致使临床医师对其不甚了解，且定位诊断困难，治疗方法不足，而成为临床难题。

一、定义

耳鸣为无相应的外界声源或电刺激，而主观上在耳内或颅内有声音感觉。耳鸣是一类症状而非一种疾病。耳鸣的发生率平均为3％～30％。随着年龄的增长，耳鸣发病率升高，高发年龄在50～60岁。两性患病率各家统计不一。

耳鸣不应包括声音幻觉及错觉，有学者认为也不包括来自身体其他部位的声音，如血管搏动声、腭咽喉肌阵挛的咔哒声、咽鼓管异常开放的呼吸声，这些可称为体声，过去称为"客观性耳鸣"。颅内的鸣声，称为颅鸣，实为来自双耳立体声的听觉作用的表现形式。

耳鸣常为许多疾病的伴发症状，也是一些严重疾病（如听神经瘤）的首发症状，如耳聋及眩晕，且常与听觉疾病同时存在，表现为首发症状，故临床上应加以重视。

二、耳鸣的分类

耳鸣是累及听觉系统的许多疾病的不同病理变化的结果，病因复杂，机制不清，故分类困难。传统的耳鸣分类法很多，如根据耳鸣的发源部位分为耳源性耳鸣和非耳源性耳鸣；根据耳鸣的病变部位分为传导性耳鸣、感音神经性耳鸣、中枢性耳鸣；根据耳鸣的病理生理特点分为生理性耳鸣、病理生理性耳鸣、病理性耳鸣、心理性耳鸣、假性耳鸣等；根据患者的感受情况分为主观性耳鸣和客观性耳鸣；根据耳鸣的发生情况分为自发性耳鸣和诱发性耳鸣；根据耳鸣的病因分为噪声性耳鸣、药物性耳鸣、中毒性耳鸣、外伤性耳鸣等；根据耳鸣声的来源分为神经源性耳鸣、血管源性耳鸣、肌源性耳鸣、呼吸性耳鸣等；根据耳鸣的音调分为低调性耳鸣、高调性耳鸣、复合音耳鸣；根据耳鸣的持续时间分为持续性耳鸣、间歇性耳鸣、发作性耳鸣；根据听力情况分为伴有听力损失的耳鸣、不伴有听力损失的耳鸣等。这些分类法都有各自的局限性，临床上应用时要加以选择。为了便于诊断与治疗，最为实用的分类法是根据病因及功能障碍部位的分类。

（一）听功能障碍部位的分类

耳鸣部位的诊断及病因诊断常常交杂在一起，通常根据功能障碍的部位而做出耳鸣的定位诊断。但是，相同部位的病变可能有着多种病因，如耳蜗的病变，可由噪声、药物、衰老等损害所致。且耳鸣的发生，往往是某一部位的病变达到某种程度所致。故临床上，对耳鸣的了解与处理常常取决于听功能障碍的部位。但是由于对耳鸣的发病机制尚无深入的了解，因而引起耳鸣的确切解剖部位尚难确定。

1. 传导性耳鸣

传导性耳鸣多为低频、宽频带、持续性或搏动性耳鸣。能用相当于听阈的音量掩蔽。

2. 感音神经性耳鸣

感音神经性耳鸣常见于感音神经性听力损失耳，耳鸣为窄频带声，其频率常位于高频下降型听力损失区之外侧。

3. 中枢性耳鸣

中枢性耳鸣见于脑干或中枢听觉通路的病变，可能为一种反射性表现，对掩蔽反应差。

（二）按病因的分类

1. 生理性耳鸣

生理性耳鸣主要为出现于颅内的体声。听力正常者在极安静的环境中可听到下列声音：①血液循环的嗡嗡声或肌肉的颤音。②空气在鼓膜上或耳蜗内液体的布朗尼运动产生的声音。③剧烈运动或情绪激动时的搏动性耳鸣。④头侧放于枕头上，颞区或耳区的动脉被压而致部分阻塞时，可出现搏动性耳鸣。上述情况乃由于"塞耳效应"，即堵耳效应及环境噪声降低所致。⑤吞咽时的咔哒声是因咽鼓管开放时，其黏膜的表面张力被打破所致。

2. 病理生理性耳鸣

病理生理性耳鸣可能为耳蜗或脑干功能的微小障碍所致；也可能是未被发现的疾患，而该疾患本身的病变程度尚不足以引起耳鸣，但加上发生耳鸣的"触发因素"，常表现为短暂耳鸣。

（1）自发性耳鸣：许多人曾偶然出现过数秒钟的哨声样耳鸣。约15%的人曾有过5分钟以上的耳鸣。

（2）噪声性耳鸣：耳鸣的发生与内耳神经元自发活动紊乱有关。

（3）药物性耳鸣：可分两类。

不伴听力损失的药物：此类药物多达55种，如抗癌药（氨甲蝶呤）、抗惊厥药（卡马西平）、抗菌药及抗虫药〔磺胺类药、氨苯砜、四环素、多西环素（强力霉素）、甲硝唑等〕、利尿剂（环戊丙甲胺）、精神病用药（莫灵顿、多虑平、阿米替林、优降宁等）、抗组胺药（苯海拉明、异丙嗪等）、影响β-肾上腺素能受体药（普萘洛尔）、麻醉镇痛药（丁哌卡因、利多卡因、吗啡等）、中枢神经系兴奋药（氨茶碱、咖啡因）、血管扩张药（硝酸异山梨酯）、糖皮质激素类药（氢化泼尼松等）、非类固醇类镇痛药（布洛芬）、有机溶剂（甲醇、乙醇、苯）、免疫抑制剂（青霉胺）、降糖药（降糖灵）等。此类药物引起耳鸣的发生率尚不清楚。

伴听力损失的药物：此类药物有抗癌药（顺铂、氮芥等）、氨基苷类、环肽类、复烯类、大环内脂类抗生素、4-基喹啉（氯喹等）、8-基喹啉（伯氨喹）、奎宁类药、利尿剂（依他尼酸、呋塞米等）、解热镇痛药、水杨酸盐类（水杨酸盐制剂）、布洛芬及氯灭酸、甲灭酸等非类固醇类抗炎镇痛药、口服避孕药、抗甲状腺素药等。发生的机制与耳蜗神经纤维自发放电率出现异常有关。

（4）毒血症性耳鸣：毒血症可致短暂的或持久的耳蜗损害，或作为已存在缺陷的耳蜗的耳鸣触发因素。

3. 与某些疾病相关的耳鸣

（1）体声、听系统外的耳鸣。

肌性：最常见的为腭肌阵挛，耳鸣为与肌阵挛同步的咔哒声，常自发消失。此种耳鸣可被身旁之人听见。中耳肌阵挛所致之耳鸣可出现于眨眼时，或为自发、自主性，也见于声刺激及耳郭皮肤刺激致镫骨肌收缩而出现。可用小量卡马西平治疗。咽鼓管开放或关闭也可出现咔哒声耳鸣，颞颌关节异常时，张、闭口也可出现咔哒声，另外，咬紧牙关时也可出现一种颤动型声音，适当的口腔科治疗可全部或部分缓解。

呼吸性：咽鼓管异常开放，耳内常出现与呼吸同步的吹风样声，且可有自声过强。本病常发生于过度消瘦者；也可见于潜水、吹奏乐器等职业者。

血管性：为搏动性耳鸣，难以确定是生理性还是病理性。常间歇性出现，它可以是唯一的耳鸣声；或为一种附加的耳鸣声；或为一种高调感音神经性耳鸣叠加的搏动性变化。此种耳鸣有时是属于一些疾患的症状，故应注意：①确定耳鸣是否与心脏搏动同步。②测量血压。③对双耳、颈的双侧及头部进行听诊，可听见低调、搏动性声音。④压迫每侧颈静脉及乳突区，观察耳鸣是否消失或减轻。最常见的病因是同时存在高血压的动脉粥样硬化或血管扭曲引起动脉性涡流现象所致。不常见的病因为动脉性动脉瘤、动静脉瘘、颈静脉球体瘤，其中以乳突导静脉的畸形与高位颈静脉球常见。当头转向耳鸣的对侧、压迫患侧颈静脉时耳鸣减轻，可诊断为动静脉瘘。血管性耳鸣可由宽带噪声所掩蔽，但纯音不能掩蔽。

（2）传导性耳鸣：引起外耳道阻塞的疾病可致耳鸣，耵聍触及鼓膜时可引起耳鸣，鼓膜穿孔、急性或慢性中耳炎、听骨链病变、鼓室积液、鼓室肿瘤也可伴有耳鸣。当出现传导性听力损失时，由于堵耳效应以及环境噪声减低使正常掩蔽效应减小，致耳鸣被发现或加剧。

（3）感音神经性耳鸣：大部分来自蜗内疾患。感音神经性耳鸣可分为感音性、周围神经性及中枢神经性耳鸣。但较难明确分开，且常互相混合。

感音性耳鸣：耳蜗为耳鸣中最常发生的部位，常见的为老年性聋、耳毒性药物性听力损失、噪声性听力损失、梅尼埃病、迟发性膜迷路积水、外淋巴瘘、内耳感染、耳硬化症、Paget 病及耳蜗血管性缺陷等。耳蜗性耳鸣的特征千变万化，通常耳鸣的音调易匹配，且位于听力障碍的频率范围内或其附近。临床听力学检查有助于诊断。耳鸣的严重程度及发生率与听力损失有明显关系。感音性听力损失越重，越易产生耳鸣；耳鸣的响度也随听力损失加重而增加。但是，耳鸣亦可发生于听力正常者。约有 1/3 之中度及重度听力损失者不伴有耳鸣，这一点至今尚无法解释。

耳蜗性耳鸣发病的机制仍不甚清楚，关于神经电生理和耳蜗微机制方面的学说有神经元自发放电节律异常、耳蜗的机械功能障碍、耳蜗的微力学活动异常、耳蜗内的机械反馈作用和外毛细胞摆动失调等。

周围神经性耳鸣：听神经瘤的耳鸣为首发症状者约占 10%，单侧性耳鸣而听力正常者，一定要排除听神经瘤。听神经疾患致耳鸣者比耳蜗疾病者少见，且多为较大的嗡嗡声。其机制未明，可能与神经纤维的变性引起纤维间交互传递或神经纤维传递变慢有关。听神经纤维排放时静止状态的失真，神经纤维的传递变慢，可引起到达大脑的神经纤维异常点火模式，即可出现耳鸣。

中枢神经性耳鸣：常发生于原有的或潜在的周围性听功能障碍之耳，如迷路或听神经手术后出现耳鸣；也可由紧张状态作为促发或加剧因素而致。肿瘤、血管性异常、局部炎症、多发性硬化等侵及听传导径路者皆可发生耳鸣。耳鸣常呈现为白噪声样。如耳鸣与脑血管疾病发作同时出现而无听力障碍时，多为中枢神经性耳鸣。另外，患者诉述耳鸣是在头内部时，有可能为中枢性，但也可能是无法描述耳鸣部位的双侧耳蜗性耳鸣。

（4）反射性（非听觉疾病性）耳鸣：①颞颌关节疾患或咬合不良。②颈椎关节病、颈损伤（甩辫子损伤或插管麻醉时），椎动脉功能障碍可能为部分原因。这些疾患常有嚼肌及颞肌、枕、额肌以及颈肌等肌肉痉挛，可致张力性头痛而使耳鸣加剧，耳鸣又可致肌张力增加转而加重耳鸣。

（5）全身疾病性耳鸣：某些疾患可导致耳鸣，如甲状腺功能异常，糖尿病，多发性硬化，碘、锌缺乏，贫血，偏头痛，高血压，高血脂，肾病，自身免疫性疾病等。

4. 假性耳鸣

假性耳鸣为耳鸣样声，但不遵循耳鸣的定义。

（1）自然环境声：偶然，外来声音类似于耳鸣声，或附加于耳鸣之上，如钟声，风吹电线声，变压器、家用电器的嗡嗡声，环境声。仅在家中某一房间才听见，或在特定的地理位置，且可为其他人所听见。但患者的听力在正常范围内。

（2）伪病：有些人为了某种目的，夸大了耳鸣的程度及影响，部分是属于法医学范畴。

5. 耳鸣发生机制的新假说——中枢高敏学说

过去一直认为，大部分耳鸣是耳蜗病变的结果。但越来越多的证据表明，中枢神经系统也参与了耳鸣的产生和维持。听系和非听系中枢、自主神经系统、边缘系统等均与耳鸣有关。

在迷路切除和第Ⅷ对脑神经切断后耳鸣患者仍感到耳鸣持续存在。耳鸣可以在人工耳蜗植入后通过电刺激第Ⅷ对脑神经而受到抑制。一侧耳的耳鸣可以被同侧和对侧噪声所掩蔽。电刺激耳鸣患者的中间神经时，可引起耳鸣响度的变化等等。而正电子发射断层成像、功能性 MRI（PET、fMRI）等研究发现耳鸣患者的左侧听皮层代谢活动显著升高，给动物注射水杨酸后单纤维记录显示部分听神经纤维、下丘神经元、初级听皮质内单个神经元的自发放电活动增加等。此外，心理学研究也提示，耳鸣与中枢神经系统功能（意识、注意力、情绪、学习和记忆）有关，连续耳鸣会对人造成长期心理负荷而影响身心健康，而不良情绪又可以加重耳鸣。

中枢高敏学说认为，耳鸣是一种由外周或中枢病变引起的、中枢神经系统参与的心身疾病的症状。外周或中枢病变后，听觉神经系统及其相关脑区的自发电活动是耳鸣发生的神经生理学基础。不管外周或中枢病变，中枢神经系统都参与长期耳鸣的维持，中枢敏感性的异常增高是耳鸣产生与维持的主要原因。心理因素与耳鸣密切相关，耳鸣是典型的心身疾病。

三、影响或触发耳鸣的因素

（一）噪声

噪声的接触可致原有的耳鸣加重，但也可使耳鸣减轻或缓解（故可采用掩蔽声以治疗耳鸣），或触发出另一种耳鸣声而与原有的耳鸣声混合。急、慢性声创伤（慢性声创伤如响度很高的音乐）也可引起耳鸣。

（二）心理学等其他因素

因家庭、婚姻、职业、意外事件等方面的精神压力可触发耳鸣发生。而耳鸣又可使患者出现压抑、忧郁、烦躁、情绪波动、过分忧虑等心理障碍，心理障碍又加重耳鸣，从而互相影响，出现恶性循环。疲劳时可使耳鸣加重，心情愉快可使耳鸣减轻；大部分患者卧位时耳鸣加重，但有少部分患者感到减轻；女性月经期可致耳鸣加重，减肥食品既可使耳鸣患者症状加重，但也可使耳鸣缓解；一些食品可使体内产生变态反应而致耳鸣，奶酪类食品、巧克力、含咖啡因的饮料、乙醇、烟草可加重耳鸣。

四、耳鸣的临床意义

（一）耳鸣的后果

耳鸣对患者影响程度的大小，按其顺序为失眠、听功能障碍、头昏、注意力不集中、情绪激动、焦虑、忧郁、孤独。

（二）耳鸣的严重程度

必须对耳鸣严重性的程度做出评定，以确定是否需进行治疗，以及对治疗的结果进行评价。耳鸣严重程度的分级如下。

（1）轻度耳鸣：耳鸣为间歇性发作，或仅在夜间或很安静的环境下才感到有轻微耳鸣。

（2）中度耳鸣：耳鸣为持续性，即使在嘈杂的环境中也感到耳鸣的存在。

（3）重度耳鸣：耳鸣为持续性，严重地影响患者的听力、情绪、睡眠、生活、工作和社交活动等。

（4）极重度耳鸣：耳鸣为长期持续性，且响声极大，患者难以忍受，极度痛苦，甚至无法正常生活。

（三）耳鸣的心理学问题

大量事实表明，耳鸣与心理因素密切相关。心理因素可以是耳鸣的原因，也可以是耳鸣的结果。心理因素引起的耳鸣，是典型的心身疾病。耳鸣成为第一主诉，可能是由于这部分人对耳鸣的耐受阈较低，或中枢神经系统的敏感性较高之故。在遇到这类耳鸣患者时，应仔细追问病史，并首先取得患者及其家属的信任，争取弄清心理和社会方面的原因。耳鸣也可以引起严重的心理反应，甚至心理障碍，其耳鸣严重到不能忍受、不能进行正常的工作和生活，并有自杀行为或倾向。治疗这类患者，在积极治疗原发疾病的同时，耳鸣习服疗法有较好的效果。即帮助患者树立正确的"耳鸣观"，纠正对耳鸣的错误认识，增加对耳鸣及其原发病的心理认同和心理适应，消除"耳鸣情绪"；配合全身松弛训练、转移注意力和自我心理调适等方法，争取忽略和习惯耳鸣，提高生存质量，成为新的"耳鸣感受"。因为观点不同、情绪不同，耳鸣感受也不同。

五、耳鸣的诊断

（一）病史的采集

病史采集极为重要，是耳鸣诊断的关键，病史应包括以下内容。

（1）耳鸣是否合并听力损失及眩晕，三者之间出现时间先后的关系。

（2）耳鸣出现的时间：持续时间，变化的过程，诊断及治疗过程，目前现状。

（3）耳鸣的特征：包括部位及耳别、持续性或间断性、间断的时间以及有无规律性变化。

（4）耳鸣音调的性质：是高调，还是中调、低调；耳鸣声的具体描述，如蝉鸣、哨音、汽笛声、隆隆声、风吹电线声、风声、拍击声及咔哒声等；是搏动性还是非搏动性，搏动性是否与心跳或脉搏同步，是否与呼吸有关，音调性质有否变化。

（5）耳鸣响度：可与环境声或生活声比较。

（6）耳鸣的严重性：对情绪及生活、工作的影响，使患者感到烦恼的程度，焦虑及抑郁是原因还是后果，是否可逐渐适应。

（7）耳鸣的可能原因：耳鼻咽喉科尤其是耳科的过去病史、头外伤、声创伤、耳毒性药物史、心脑血管疾病史、变态反应疾病史等。女性患者应了解与月经期的关系。

（8）耳鸣的触发或加剧等影响因素。

（9）耳病及与耳病有关的全身性疾病情况：特别是神经系统疾病的病史询问，以便确定耳鸣是否与神经系统疾病有关。

（10）患者自身控制耳鸣的方法：如听音乐、散步、旅游等。

（11）家族史：特别是与耳鸣有关的疾病史。

（二）临床一般检查

（1）系统检查：应与内科及神经科医师合作，根据需要，进行有关病变及功能状态的检查。

（2）耳鼻咽喉科检查：尤其是耳科的详细检查。并应做颈部、颞颌关节功能检查。如为搏动性耳鸣，应做头及颈侧及耳的听诊，以了解有无血管搏动声；转动颈部，了解压迫颈静脉后对耳鸣的影响。

（3）心理学评价：由于耳鸣与焦虑互为因果，故应与心理学家合作，对耳鸣患者做出心理学的评价。

（4）影像学检查、实验室检查（含免疫学检查）：应根据患者的病史，怀疑局部或全身疾患与耳鸣有关时才进行相关检查，结果如有异常也应小心分析。

（三）听力学测试

听力学测试对于耳鸣的诊断极为重要，尤其是病因及病变部位的确定及治疗效果评定。但应注意少数患者听力可能完全正常。对于未发现听阈损失的被检者，扩展高频纯音听阈测试，有时可有异常发现而有助于诊断。

（四）前庭功能检查

前庭功能检查应包括自发性及诱发性前庭功能检查，进行眼震图记录、姿势图检查等。

（五）耳鸣测试

由于耳鸣本身是一种主观症状，故目前尚缺乏客观测试指标以判断有无耳鸣存在及耳鸣的严重程度。下列的行为反应测试，其可靠性及精确性还存在一定问题。

（1）耳鸣音调的频率匹配：通过音调的匹配来确定其音调的频率或是最令患者心烦的主调，临床上仅需以纯音听力计进行匹配。

（2）耳鸣的响度匹配：为了解对耳鸣完全掩蔽所需的强度，应做响度匹配。但是，在实际进行时，由于重振现象及掩蔽效应的存在而有一定的困难。

（3）最小掩蔽级：也称耳鸣掩蔽曲线测试，为测定刚可掩蔽耳鸣的测试音的最小强度级。掩蔽曲线可分以下 5 型。①Ⅰ型：聚合型，听阈曲线与掩蔽曲线从低频至高频逐渐接近，多见于噪声性听力损失。②Ⅱ型：分离型，两曲线从低频至高频逐渐分开，约占 3%，病变不明。③Ⅲ型：重叠型，两曲线近乎重合，耳鸣为宽带噪声样，约占 32%，见于梅尼埃病、特发性突聋及耳硬化症。④Ⅳ型：远离型，耳鸣为宽带噪声样，见于中耳及内耳病变。⑤Ⅴ型：抗拒型，任何强度的掩蔽声皆不能将耳鸣掩蔽。

（4）为准备掩蔽治疗尚应测试掩蔽的时间衰减、后效抑制、响度不适阈等。

六、耳鸣的治疗

目前耳鸣的治疗还存在着较大的困难，因为引起耳鸣的疾病与因素极多，有时难以做出正确的病因、病变部位的诊断，而即使能做出病因及病变部位的诊断，病因治疗有时也存在困难，或者，即使引起耳鸣的疾病得到治疗，而耳鸣仍然存在，故有学者认为与其应用"治疗"一词，不如代以"处理"一词更为恰当。因此，尽管耳鸣的治疗方法很多，但迄今尚无特殊有效的方法。但是，在临床实际中，耳科医师不能断然告诉患者耳鸣无治疗方法，以免引起患者新的心理障碍。耳鸣治疗效果的评价是：耳鸣的减轻及焦虑的解除，并非如其他疾病一样称为治愈。此外，对耳鸣的治疗并不是一位临床医师能够解决的，必须有耳鼻咽喉科医师、听力学家、神经学家、精神科医师、心理学医师等共同研究制订治疗方案。

（一）病因治疗

病因治疗是医学上首要而且是最理想的治疗方法。但因病因无法确定，或是病因虽能确定但却无法治疗，故病因治疗并不如想象中那样容易收效。病因治疗可分内科药物治疗及外科手术治疗两种。外科治疗是对引起耳鸣的部分疾病进行手术治疗，如动静脉瘘、动脉瘤等。而耳蜗神经切断术、前庭神经切断术、听神经瘤的手术治疗、鼓丛神经切断术等对于耳鸣的疗效很难确定，这些手术除非是针对疾病本身的需要，否则，不应以外科手术作为治疗耳鸣的方法。

（二）药物治疗

用于治疗耳鸣的药物基本上分为两大类，一是伴发有耳鸣的基本疾病的治疗，二是对症治疗。

1. 基本疾病的治疗

如对中耳炎、梅尼埃病、甲状腺功能异常等的药物治疗。此外，B族维生素（尤其是维生素 B_{12}）、锌制剂、银杏叶制剂，可能有助于对无选择性耳鸣的治疗，但疗效尚待临床证实。低血糖可为耳鸣的病因，如耳鸣在睡眠后或清晨加剧，而饮用葡萄糖水，10～20 分钟后耳鸣减轻即可证实。

2. 对症治疗

可分两类，一为减轻耳鸣对患者的影响，一为耳鸣的抑制药。

（1）减轻耳鸣影响的药物：此类药物主要包括抗焦虑、抗抑郁药，但这些药物均有不同程度的不良反应，甚至有些药物可加重耳鸣，故用药时应该慎重，且不能过量。

抗抑郁药：不良反应较小的有以下两种。①多虑平：口服 25 mg，3 次/天，多在 1 周内见效。②马普替林：口服 25 mg，3 次/天。

抗焦虑药。通常应用：①艾司唑仑（舒乐安定），口服 1 mg，3 次/天。②阿普唑仑（佳静安定、佳乐定），口服 0.4 mg，2 次/天，最大限量 4 mg/d。

（2）耳鸣的抑制药。

利多卡因：利多卡因对耳鸣的抑制，有认为作用于中枢，也有认为作用于末梢。已知利多卡因是一种膜稳定剂，阻滞钠离子通道，故可阻滞由于病变所致之中枢听径路的异常兴奋活动，从而减轻耳鸣。最近认为：利多卡因的四价氨衍生物 QX572 不能通过血脑屏障，故其抑制耳鸣作用在螺旋器，但仍无一致的结论。该药对绝大部分病例，耳鸣的减轻或抑制是肯定的，虽然有时作用时间较短（仅几小时），但是对于一些严重耳鸣者已感到极大的满足。利多卡因治疗的常规剂量为 1～2 mg/kg，以 1% 溶液缓慢注入静脉，5 分钟注完（不能太快），每日 1 次，7 天为 1 疗程，休息 1 周后可做第 2 疗程。

氯硝西泮（氯硝安定）：为首选药，为抗惊厥药。剂量为 0.5 mg，每晚 1 次，共 1 周；如无效可用 0.5 mg，2 次/天，共 1 周；然后 0.5 mg，3 次/天，共 2 周；如无效即停药，有效则减至 0.5 mg，1 次/天或 2 次/天。

哌氟酰胺：100 mg，2 次/天，1 周；然后 150 mg，2 次/天，2 周；维持量 100 mg，2 次/天。

卡马西平或称酰胺咪嗪：①剂量增加法，100 mg，睡前 1 次，以后每天增加 100 mg，共 1 周，直至达到 200 mg，3 次/天。②全量法，200 mg，3 次/天。

扑痫酮或称麦苏林：为抗癫痫药，当卡马西平无效时可用此药，首次 0.15 mg，以后每周增加 0.25 mg/d 直至 700 mg/d。

麦奥那：一种肌肉松弛剂，150 mg/d，口服 2 周对耳鸣有明显疗效。

舒必利：亦称硫苯酰胺、舒宁，为抗精神病用药，对抑郁症有效，口服 600～1200 mg/d。

从以上情况说明，耳鸣抑制药治疗存在着疗效不甚肯定，而不良反应较多的问题，故临床医师应全面斟酌，慎重使用。

（三）掩蔽疗法

掩蔽疗法为目前耳鸣治疗中较为有效的方法。实际上，许多耳鸣患者早已发现在嘈杂环境中耳鸣有减轻或消失的现象。掩蔽疗法的机制是基于耳鸣的外毛细胞补偿学说，即耳蜗某部位的外毛细胞受损时，其邻近的正常毛细胞将加强其电机械作用以试图补偿之，如补偿活动的能量超过了正常阈值就会产生耳鸣。故产生了临床上用掩蔽声置于患耳而使外毛细胞的"补偿"活动受到抑制，来减轻耳鸣的方法。从心理学角度看，耳鸣患者对掩蔽声听起来比自身的耳鸣声愉快，掩蔽器发出的掩蔽声可由患者自己调节音量并选择是否使用，可取得较好的效果。

掩蔽疗法的作用基本上包括以下 4 种。

1. 连续性完全掩蔽

掩蔽器的掩蔽噪声连续出现，从而掩盖了耳鸣。应用连续性完全掩蔽取决于几个因素。最重要的是，掩蔽噪声的最小掩蔽级不能过分大于耳鸣响度，即最小掩蔽级的值减去耳鸣的响度匹配值，不能>10 dB，最大不超过 15 dB。其次，所应用的噪声应比耳鸣有更易于接受的性质。再者是掩蔽效应不随时间而衰减。

2. 连续性部分掩蔽

如果对耳鸣起到完全掩蔽的声音过大而不能接受时，此种患者在安静环境中多出现耳鸣加剧。对于此类患者可采取部分掩蔽，即掩蔽器仅提供与耳鸣响度相等的低强度掩蔽声。另外，掩蔽试验如出现10 dB以上的掩蔽衰减，则也应采用部分掩蔽。

3. 抑制性掩蔽

耳鸣的全部或部分抑制，可作为连续掩蔽的一种替代方法或附加作用。如后效抑制试验结果为全抑制，则治疗性掩蔽的后效抑制的效果更好；如无后效抑制，或后效抑制试验时响度加强，则应做较长时间的掩蔽，可出现一定程度的后效抑制。故掩蔽器的使用应给予高强度级的声音，且掩蔽时间应在 1 小时以上，以便确定是否出现后效抑制。

采用特异性频率掩蔽声的抑制掩蔽的作用有可能更大。为了选择更理想的后效抑制效应，应做各种宽频谱的一定范围的掩蔽声进行掩蔽。使用程序化掩蔽是否能产生更有效的抑制掩蔽，仍有待于进一步研究。有些研究指出：产生最大后效抑制的频率常比耳鸣频率低，少数可低 1~2 倍频。

另外，也可采用间歇掩蔽声，可出现更大的、更有效的后效抑制效应，但起止时间应为 10 分钟。也需进一步研究。

4. 掩蔽的脱敏化作用

许多耳鸣患者的不适响度级降低，常需佩戴耳塞或避开噪声环境，但耳塞常导致耳鸣加剧。耳鸣掩蔽器可减少此问题，即规则地短时间佩戴掩蔽器，掩蔽时间每天累积达 6 小时，掩蔽强度应调节为清楚听见但无不适感（不需要全掩蔽）。此法可进行数天至 6 个月，许多患者可重新获得对强声的耐受。

作为掩蔽疗法的掩蔽器种类很多，包括以下几种：①患者晚上入睡困难时，可用钟声、流水声等掩蔽耳鸣或分散对耳鸣的注意力，而促使患者入睡。②一种具有调频装置的小收音机或单放机，可先将适合于患者的窄带掩蔽噪声录成磁带，放入单放机中播放，做耳鸣掩蔽用，且可播放音乐声、雨声或流水声等。③用助听器减轻耳鸣，主要应用于低调耳鸣的患者。助听器多引入频率为 4 kHz 以下的环境噪声，同时，此类噪声得到了放大，从而使耳鸣受到部分或完全掩蔽，偶尔还可出现后效抑制效应。④专用的耳鸣掩蔽器，其外形极似助听器，有耳后型、耳内型和程序式 3 种。⑤合并型掩蔽器，耳鸣掩蔽器连接或藏于助听器内，其助听器与掩蔽器音量控制各自独立。使用时，先调节助听器音量，然后再调节掩蔽器音量，则掩蔽效果更佳。

（四）心理学治疗

耳鸣的心理学治疗是指通过语言的和非语言的交流方式等方法，来影响及改变被治疗者的心理状态及心理障碍，从而达到打断恶性循环、治疗耳鸣的目的。

1. 认知疗法

向患者介绍耳鸣的可能病因或病因、耳鸣的特点。使患者认识到耳鸣并非是一种严重的、致命的进行性疾病，以消除顾虑。说明耳鸣是可以治疗的，但需要较长的时间，必须有信心。介绍有关耳鸣的治疗方法，并且说明耳鸣的治疗效果与情绪有关。通过这些认识，使患者了解耳鸣对生活及工作的影响并不是那样大，从而认识到过分强调耳鸣对身心的影响是不必要的。

2. 生物反馈疗法

采用电子仪器将人体内的生理功能信息加以采集，然后在监视器上显示，反馈给人体，使患者根据这种反馈信号来训练自己，以对体内不随意的功能活动（如肌肉放松，改变心率，镇静情绪等）进行调节，以期控制某种病理过程，促进功能恢复，从而达到治病的目的。

目前认为：本疗法对耳鸣所起的作用在于患者紧张状态的减轻或消失，而使耳鸣易于耐受。而客观的耳鸣响度匹配与音调匹配并无改变。

（五）电刺激疗法

电刺激疗法是指利用电流直接刺激听觉系统达到抑制耳鸣的目的。根据电刺激电极部位分为外刺激（颅或外耳）及内刺激（中耳及内耳）两类。治疗对象主要为耳蜗性耳鸣患者。目前这种方法极少应用于临床。

（六）耳鸣习服疗法

耳鸣习服疗法又称再训练法。目的是使患者尽快达到对耳鸣的适应和习惯。主要方法则是由专科医师定期给予习服训练的详细指导，包括耳鸣不全掩蔽、松弛训练、转移注意力和心理咨询等。患者应长期坚持训练，并且必须使用如耳鸣掩蔽器、音乐光盘、磁带等以协助达到对耳鸣适应和习惯的目的。

（七）耳鸣的联合治疗

耳鸣的治疗方法虽然很多，但很难确定何种治疗方法更为有效。基于此，除进行病因治疗外，应用联合治疗——包括药物、生物反馈、声掩蔽、电刺激，以达到缩短治疗时间，减少具有不良反应药物用量，增加协同疗效，可取得更为有效的结果。

七、搏动性耳鸣

搏动性耳鸣是一种有节律的耳鸣，是由患者头颈部的血管或肌肉产生，并通过骨骼、血管和血流传导至耳蜗而感知的。搏动性耳鸣可分为血管性和非血管性两大类。血管性搏动性耳鸣较多见，其耳鸣节律与患者自身的心跳节律一致，主要由血管的解剖变异或血管的其他病变引起的管径狭窄、血流加速和血流紊乱所致。非血管性搏动性耳鸣与头颈部的肌阵挛有关，如腭肌阵挛、镫骨肌或鼓膜张肌肌阵挛，这种耳鸣的节律与心跳节律不一致，而与肌阵挛发作时的阵挛节律相关。搏动性耳鸣大多为主观性，有些为他觉性。大多单侧发病，双侧较少见。女性较男性多发。

（一）病因

1. 颈静脉球或颅底血管病变

（1）颈静脉球体瘤或鼓室球瘤：一侧搏动性耳鸣，节律与心律一致；指压同侧颈内静脉时耳鸣消失，压迫停止，耳鸣复现。Sigele 耳镜检查时鼓膜呈蓝色，可见搏动点。如未见搏动点，通过耳镜加压后可见搏动点，进一步加压，鼓膜蓝色消退，搏动停止。可合并第Ⅶ～Ⅺ对脑神经症状。

（2）高位颈静脉球：当颈静脉球位置高达外耳道平面，且外耳道底骨板缺裂时，可合并蓝鼓膜，但在因其他疾病所进行的颞骨 CT 检查中发现有颈静脉球高位者，大多并无搏动性耳鸣。

（3）颅底和颞骨血管瘤。

2. 颅内外血管畸形

（1）先天性血管畸形：如胚胎期颈内动脉发育不良，其邻近颅底的垂直段和水平段交叉处移位，血管狭窄，可因该处血流紊乱，或咽升动脉血流量增加，引起搏动性耳鸣。

（2）后天性血管畸形：后天性血管畸形大多由外伤、手术、感染、肿瘤、妊娠等引起的脑膜或静脉窦血栓性静脉炎所致，常见于横窦、乙状窦、海绵窦、颅前底和小脑幕等部位。

3. 硬脑膜动静脉瘘

硬脑膜的动静脉瘘可能继发于硬脑膜静脉窦的血栓形成或窦腔闭合，瘘道由窦壁上丰富的小动脉网与静脉窦或小静脉之间的许多微小交通支形成。由于病变的静脉窦直接接受动脉的血流，容易形成逆行血流，而引起搏动性耳鸣。不仅位于硬脑膜的动静脉瘘可引起搏动性耳鸣，颞骨内的动-静脉瘘也是搏动性耳鸣的原因之一，例如侵犯颅骨的 Paget 病，可能因颞骨内有新生血管和动静脉瘘而出现搏动性耳鸣，并伴有听力下降和眩晕。

动静脉瘘和颅内、外血管畸形除搏动性耳鸣外，还可因病变位置和范围不同而出现头痛、面部疼痛、视力下降、复视，重者伴有恶心、呕吐等症状，并可发生严重的颅内并发症（如颅内出血，血肿，静脉梗死，颅内高压等）。头部外伤或经鼻径路垂体肿瘤切除术后继发的颈内动脉-海绵窦-动静脉瘘，可于术后数日或数周出现眼球突出，球结膜水肿，第Ⅲ、Ⅳ、Ⅵ对脑神经麻痹等。

4. 动脉粥样硬化

动脉粥样硬化引起的搏动性耳鸣，是因动脉狭窄引起血流紊乱所产生的响声经岩骨传导至耳蜗所致。这种患者患有高血压、高血脂、糖尿病，可有脑血管意外或短暂的脑局部缺血史。

5. 良性颅内高压综合征

良性颅内高压综合征以颅内压升高而无局灶性神经症状为特征，有时可出现眼外展麻痹。搏动性耳鸣和其他的耳部症状（如听力下降、耳内胀感、眩晕等）可能是本病的主要或唯一症状，其中 1/3 患者的听神经脑干反应（ABR）出现异常，包括波Ⅰ-Ⅲ间期、Ⅲ-Ⅴ间期延长或（和）波Ⅴ潜伏期延长。

6. 自发性颈动脉内膜剥脱

自发性颈动脉内膜剥脱不常见，是引起中、青年人脑缺血的原因之一。有学者认为，颈动脉纤维肌性发育不良、高血压、动脉硬化、外伤是本病的诱因。除突发性搏动性耳鸣外，本病还伴有患侧偏头痛、颈面部疼痛、晕厥、Horner 征及脑神经症状。

7. 肌阵挛

肌阵挛包括鼓膜张肌肌阵挛、镫骨肌阵挛、腭肌阵挛等。这种搏动性耳鸣常为阵发性，可因声刺激或眨眼、耳郭皮肤受刺激发作，亦可为自发性。耳鸣发作与肌阵挛发作同步，节律一致。该耳鸣常为他觉性。

（二）检查

1. 耳镜检查

Siegle 耳镜检查时如发现鼓膜后方有搏动性包块，或鼓膜呈蓝色，应疑及颈静脉球病变或异位颈动脉。鼓膜有与脉搏不一致的节律的运动为鼓膜张肌阵挛的表现。

2. 耳周及颈部触诊

指压同侧颈内静脉时，嘱患者注意其耳鸣，如耳鸣减轻或消失，提示为静脉源性耳鸣。动脉源性耳鸣不会因指压而改变。将患者头部转向患侧，耳鸣变弱或消失，也提示为静脉源性。触诊耳周部位，发现震颤时，应疑颈部动、静脉畸形。

3. 听诊

在患者耳边倾听，了解耳鸣是否为他觉性，并注意其节律是否与患者的脉搏一致，如不一致，可能为非血管性搏动性耳鸣，并寻找肌阵挛的部位。腭肌阵挛者，可见软腭有阵挛性收缩，但若患者张口过大，可致阵挛消失而不可见。

4. 听力学检查

纯音听阈测试应作为常规检查。听力损失超过 20 dB 时，指压同侧颈静脉重新测试听力。若此时听力改善或恢复正常，提示耳鸣为静脉源性或良性颅内高压综合征，若为后者，宜再做 ABR。

5. 颈动脉超声检查

有助于诊断颈动脉粥样硬化。

6. 放射学检查

鼓膜正常者做颅脑 MRI，结合高清晰度磁共振血管造影，如出现扩张的皮质静脉，提示为硬脑膜动静脉畸形。良性颅内高压综合征者常可发现小室或空鞍。蓝鼓膜或耳后有包块者，应做颞骨 CT 以排除颈静脉球体瘤。

（三）治疗

（1）颈静脉球体瘤、颅底和颞骨血管瘤引起的搏动性耳鸣，在查明病因后，采用相应的治疗。

（2）头颈部血管畸形、动静脉瘘等可根据情况做血管改道、结扎、成形等，或选择性动脉栓塞、血管内支架等。

（3）不明原因的特发性静脉源性耳鸣，在排除了其他原因后，可考虑做颈内静脉结扎术。

（4）与肌阵挛相关的搏动性耳鸣，可给卡马西平 0.1 g，3 次/天，在药物治疗无效时，可切断相关肌肉予以治疗。

临床耳鼻咽喉科学新进展　鼻部疾病篇

第六章 鼻部外伤性疾病

第一节 鼻骨骨折

外鼻突出于颜面前部，颜面受伤时常首当其冲，易遭受撞击或跌碰而发生鼻骨骨折。据统计鼻骨骨折是鼻外伤中最常见的。鼻中隔骨折多并发于鼻骨骨折，故本节将二者合并叙述。

一、病因

鼻骨骨折多由直接暴力引起，如运动时的碰撞、拳击、斗殴、交通肇事、生产事故、小儿跌伤等。

二、分类

由于鼻骨上部厚而窄，下部薄而宽，故多数鼻骨骨折仅累及鼻骨下部。严重的鼻骨骨折可伴有鼻中隔骨折、软骨脱位，甚至累及眼眶、泪骨、上颌骨和颧骨而构成合并伤。鼻骨骨折处必伴有外鼻软组织不同程度的损伤或鼻腔内黏膜的破裂。暴力的大小和方向决定鼻骨骨折的程度。根据鼻骨骨折的程度、对鼻梁外型的影响、累及鼻骨外结构的范围，鼻骨骨折分为 4 型（图 6-1）。

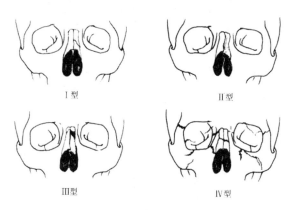

I型   II型

III型   IV型

图 6-1　鼻骨骨折类型

87

Ⅰ型：单纯鼻骨骨折，影像学检查可见有一条或以上的骨折线，但无明显移位，鼻梁外形正常。

Ⅱ型：Ⅰ型的基础上出现骨折线对位不良，鼻梁外观变形。

Ⅲ型：Ⅰ型、Ⅱ型的基础上伴鼻中隔软骨骨折、脱位、血肿或鼻黏膜严重撕裂损伤。

Ⅳ型：Ⅰ型、Ⅱ型或Ⅲ型的基础上有鼻骨周围骨质骨折，如上颌骨额突、额骨鼻突或鼻窦骨折等。

三、临床表现

受伤后立即出现鼻梁歪斜或下陷，局部疼痛，因常伴有鼻黏膜破裂而出现鼻出血。2～4 小时后，因局部软组织肿胀，轻度畸形可被掩盖。小儿患者肿胀尤为明显，消肿后畸形复现。由于鼻腔内有血块积聚或鼻甲肿胀，可有鼻塞。检查可见外鼻软组织有皮下淤血或裂伤。触诊可发现压痛点，骨质凹陷、移位或骨摩擦感。擤鼻后可出现皮下气肿，触之有捻发感。故用前鼻镜检查鼻腔时，如有血块，可用吸引器吸出，切勿让患者擤鼻，以防引起皮下气肿。鼻中隔软骨脱位时，可见鼻中隔软骨偏离中线，前缘突向一侧鼻腔。如有鼻中隔骨折，可见鼻中隔向一侧鼻腔偏歪，该侧可见黏膜撕裂及骨折片外露。若鼻中隔黏膜下形成血肿，则鼻中隔向一侧或两侧膨隆。继发感染者，可形成鼻中隔脓肿，软骨坏死，可致鞍鼻畸形。

在头颅创伤中，鼻骨骨折可能是多发性骨折的一部分，也可能在鼻窦、颅脑或眼部创伤的同时，患者有相应的临床表现。

四、诊断

根据外伤史、鼻部的视诊和触诊、X 线照片检查等，诊断并不困难。X 线鼻骨照片可显示骨折的部位、性质以及碎骨片的移位方向。实践证明，一般颅骨后前位照片，骨菲薄而不能显示。侧位照片，眶缘影与颧骨重叠，不易显示骨折片移位。最好用鼻颏位（Water 位）照片可显示鼻骨和眶缘情况，同时亦可检查上颌骨、额骨、颧骨等处有无骨折。若患者因伤势不能俯卧，可取仰卧鼻颏位照片。诊断时应注意，严重的鼻骨骨折可能伴有眼眶、鼻窦、颅底骨折，甚至颅脑损伤。

五、一般治疗

一般治疗包括止血、止痛、清创缝合及防治感染等。

（一）一般处理

鼻骨骨折，尤其是伴有鼻出血者多情绪紧张和恐惧，故首先应予以安抚，使其镇静。

（二）止血

鼻骨骨折引起的鼻出血多可自止。若就诊时有前后鼻孔活动性出血，应先予止血。可用肾上腺素、丁卡因棉片进行鼻腔填塞止血，同时行鼻腔黏膜麻醉，为鼻骨复位做准备。如仍不止血，可用凡士林纱条行前鼻孔填塞。严重者可行前后鼻孔填塞。但如合并脑脊液鼻漏者，是否填塞应取决于出血是否危及生命。

（三）创口处理

止血后检查鼻部创面。较简单的鼻骨骨折，可先清创缝合后行骨折复位。较复杂的骨折，特别是有鼻骨暴露或需行切开复位者，可先行骨折复位，再予清创缝合。这样可在直视下复位，保证复位时骨折片对位对线良好。清创后用细针细线仔细缝合。应尽量保留有活力的组织，若有皮肤缺失，不宜在张力下缝合，必要时使用 Z 形减张缝合法，或取耳后薄层皮片修补创面。外鼻部有整层皮肤缺损或伤后瘢痕挛缩者，可做整复。必要时应肌内注射破伤风抗毒素1500 U。

六、骨折复位

如合并严重头面部外伤或其他严重全身性疾病，须待全身情况稳定后再行复位。临床处理时，Ⅰ型鼻骨骨折无移位时不必整复，即使骨折远端有轻微移位，因对外鼻形状及鼻腔功能无影响，可不做复位处理。Ⅱ型者，鼻骨骨折需复位。复位最好时机在伤后 2～3 小时，因此时局部软组织尚无明显肿胀。若局部肿胀严重、出血不止或患者精神过于紧张，骨折复位可在伤后 10 天内施行，骨折超过 2 周，因骨痂已开始形成，增加晚期复位的困难，但用力仍可撬起下塌的鼻骨。如果是时日已久，骨折错位愈合，单纯鼻内复位较困难。此时，从理论上来说，可以切开用开放式复位。但因此造成的外鼻体表瘢痕也是影响美容的因素，应慎之。Ⅲ型者，除按Ⅱ型原则处理外，同时整复鼻中隔及鼻腔内黏膜。Ⅳ型者，鼻骨骨折复位不是临床首先考虑重点，值得重视的是鼻骨邻近重要器官的创伤及严重的并发症。应在病情允许时才考虑骨折复位。

鼻骨骨折治疗的目的是使鼻梁外形恢复原来面目，减少或避免因创伤造成鼻部功能的损害。复位后复查 X 线照片了解骨折片的对位对线并非临床绝对必需。鼻中隔骨折错位而致的鼻中隔偏曲，如严重影响鼻腔功能，可在伤愈后经鼻中隔黏膜下切除术治疗。

骨折复位有闭合式复位法和开放式复位法两种，闭合与开放仅是对覆盖于鼻骨的皮肤软组织而言。一般来说，前者已适用于大多数鼻骨骨折的复位，后者较常用于复杂性的骨折，如鼻骨与额骨鼻部或上颌骨额突分离、复杂的粉碎性骨折及已经畸形愈合的骨折等。

（一）闭合式复位法

1. 麻醉与体位

成人多用局麻，采用坐位或半坐位。儿童可用全麻。

2. 手术器械

单侧鼻骨复位器，常用直血管钳、刀柄、骨膜剥离器（顶端套橡胶管代替）、Walsham 鼻骨复位钳（图 6-2）。此外还需用前鼻镜、枪状镊、压舌板、剪刀等。

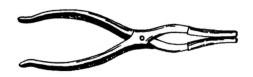

图 6-2　Walsham **鼻骨复位钳**

3. 手术方法

以含肾上腺素的 $1\%\sim2\%$ 丁卡因棉片行鼻腔黏膜麻醉，先于鼻外测试骨折处与前鼻孔的距离，然后一手持复位器伸入鼻腔达骨折部位，向上、向外用力，将塌陷的骨折片抬起，此时常可听到骨折复位出现的"喀嚓"声。同时另一手拇指和示指按住鼻背，拇指推压健侧鼻骨，协助鼻梁复位，示指置于鼻骨塌陷处，以防骨折片过度向上移位（图 6-3）。

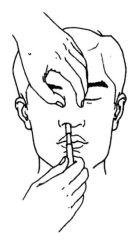

图 6-3　单侧复位

复位器远端伸入鼻腔的深度，不应超过两侧内眦连线，以免损伤筛板。如骨折片嵌于上颌骨额突后，可用 Walsham 鼻骨复位钳的一叶伸入鼻腔，另一叶置于鼻背外，夹住软组织与骨折片向前上、向内拧动，使嵌入骨片复位（图 6-4A）。

如骨折片位于对侧鼻骨之后，可用上法将骨折片向前上、向外拧动，使嵌入骨片复位。如双侧鼻骨骨折及鼻中隔脱位、骨折者，可用 Walsham 鼻骨复位钳两叶分别伸入两侧鼻腔，置于鼻中隔偏曲处的下方，夹住鼻中隔向前上抬起，使鼻中隔恢复正常位置，再将复位钳两叶向前上移动达鼻骨塌陷处，将骨折片向上向外抬起，同时另一手拇指、示指在鼻背外部按压，协助鼻骨复位并使鼻梁变直（图6-4B）。

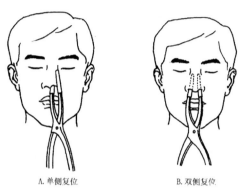

A. 单侧复位　　　　　　　B. 双侧复位

图 6-4　Walsham 复位钳复位

鼻中隔骨折断端骨质暴露者予剪除，以利黏膜对合。复位后，鼻腔用凡士林纱条填塞。填塞的作用主要在于止血，而不是支撑骨折片，所以行鼻腔上部黏膜撕裂处填塞即可。有脑脊液鼻漏者要加强抗感染，一般不主张鼻腔填塞，但如鼻腔活动性大出血，可能因失血危及生命时，鼻腔填塞并非绝对禁忌。

4. 术后处理

48 小时后拔出鼻腔纱条，用 1% 麻黄素溶液滴鼻，每天 3～4 次。禁止擤鼻及按压鼻部，并避免碰撞。对小儿或特殊需要者可制作外鼻保护罩。鼻部肿胀及皮下淤血者，可热敷以消肿散淤，并给予抗生素以防感染。

（二）开放式复位法

1. 麻醉与体位

采用平卧位，行气管插管全麻或局麻。

2. 手术器械

鼻侧切开包、电钻、不锈钢丝、Walsham 鼻骨复位钳、小塑料板等。

3. 手术方法

做一侧内眦部弧形切口，必要时可做两侧内眦部切口。并做一横行切口，使切口呈 H 形。暴露骨折片，在直视下将下陷移位的骨折片用小钩挑起。也可用闭合式复位的方法，从鼻腔内将塌陷骨折片托起。有鼻中隔脱位或骨折者，用Walsham 鼻骨复位钳将鼻中隔复位。鼻中隔骨折断端暴露者，予剪除；有碎骨片者，予去除。然后用电钻将碎骨片钻孔，穿以不锈钢丝。根据具体情况，固定在额骨鼻部、上颌骨额突上，或将两块碎骨片相连接。为避免碎骨再塌陷，必要时可在复位后用两根不锈钢丝横贯鼻腔，将两侧骨折片分别固定在鼻背外的塑料板上。复位后鼻腔填以碘仿纱条。在鼻腔填塞之前需放入鼻腔通气管，以便保证患者术后用鼻呼吸。此点对昏迷患者有预防窒息作用，甚为重要。

对于皮肤无撕裂的粉碎性鼻骨骨折。如受伤时行闭合式复位后鼻骨又塌陷，不必急于行开放式复位，可待 1 周左右，外鼻肿胀消退后再行闭合式复位。此时由于碎骨片间已由纤维组织连接成片，复位后不再塌陷。由此避免了开放式复位所致的损伤和外鼻部皮肤瘢痕。

4. 术后处理

同闭合式复位法，但鼻腔填塞的纱条可适当延迟拔除，以防鼻骨再塌陷。

第二节　鼻窦外伤性骨折

一、单个鼻窦骨折

鼻窦外伤性骨折多由交通事故、撞伤、斗殴伤及战时火器伤所致。单个鼻窦的单纯性骨折常见于上颌窦及额窦，而筛窦及蝶窦罕见。

（一）临床表现

鼻窦骨折是一个极为复杂的临床问题，骨折发生的部位往往决定了它可能发生的后果。而骨折的局部状态虽与病情有关，但并非完全决定后果。如上颌窦、额窦前壁塌陷骨折，骨折明显但后果并不严重。而累及视神经管的鼻窦骨折，可能仅见骨折线，尽管对位良好，但对视力的影响却是严重的。

鼻窦骨折常见的并发损伤及症状如下。

（1）上颌窦骨折：咬合不良、张口困难、颌面部皮下气肿、鼻出血或涕血、下眼睑皮下淤血。

（2）额窦骨折：眉弓内侧凹陷、皮下气肿、脑脊液鼻漏。

（3）筛窦骨折：鼻梁凹陷、眶周淤血或气肿、眼结膜淤血、眶内淤血、眼球突出、眼球凹陷、复视、溢泪、脑脊液鼻漏、视力下降及鼻出血等。

（4）蝶窦骨折：脑脊液鼻漏、脑震荡、颅底骨折、严重鼻出血。

（二）诊断

（1）明确的外伤病史，并出现上述临床症状。

（2）局部软组织凹陷或淤血肿胀，可能扪及骨擦感或可听到骨擦音。

（3）鼻窦 X 光照片或 CT 检查提示骨折存在。

（三）治疗

鼻窦单纯性骨折而无移位，且无功能受损者，无需特殊治疗；面部有创口者按常规清创缝合处理，鼻出血一般不剧，常规鼻腔填塞即可以止血。鼻窦骨折且骨壁有移位者，根据伤及的鼻窦和部位酌情处理。

1. 上颌窦前壁凹陷性骨折

可在下鼻道开窗，用弯形金属器械经窗口伸入窦内将骨折部分抬起复位；亦可行柯-陆氏切口，暴露凹陷区域骨质，然后用鼻中隔剥离子将凹陷骨片撬起复位。如无明显颌面畸形者可不做骨折处理。

2. 上颌窦上壁骨折（眶下缘完整）

经上颌窦根治术径路，凿开上颌窦前壁，用器械抬起骨折区域，观察眼球复位是否满意，窦内填塞碘仿纱5～7天后，经下鼻道开窗处抽出纱条。

3. 上颌窦下壁骨折

因伤及牙槽骨出现咬合异常，复位后用不锈钢丝行牙间固定。

4. 额窦前壁骨折

如果凹陷性骨折明显，需要复位。额部皮肤有创口时可直接经创口暴露额窦前壁，或适当调整为眶内上角弧形皮肤切口；如为闭合性损伤，可考虑行额部冠状切口。单纯凹陷性额窦前壁骨折可用金属器械撬起复位，粉碎性骨折者清理无生命活力的碎骨片，将有生命活力的骨片复位拼接，再用钢丝或螺丝金属网固定。保持额窦引流通畅，窦底钻孔置管引流，或开放鼻额管经鼻内引流。

5. 额窦后壁骨折

一般伴有前壁骨折，径路与前壁骨折相同。处理骨折应注意：如发现前壁骨片已游离时，应取去骨片，暴露整个额窦；如前壁轻度移位，可将前壁整块皮瓣翻起，处理完后壁及窦腔黏膜后再将成瓣的前壁复回固定。处理后壁时应注意：如后壁骨折移位轻微，即移位幅度小于后壁骨皮质的厚度，则可不予处理；如移位较明显，应除去骨折片检查其后方的硬脑膜是否完整，有撕裂和粉碎的小骨片须仔细剥去后缝合，同时应保持窦腔引流通畅。

单纯筛窦或蝶窦骨折甚少见，如不出现严重鼻出血、视神经损伤、脑脊液鼻漏或其他颅内并发症，则无须特殊处理。

二、复杂性鼻窦骨折

复杂性鼻窦骨折指2个或2个以上鼻窦同时骨折，或者骨折累及窦外的器官或组织，出现眼眶、颅底、视神经及颅内动脉颅内段出血等并发症，通常伤势严重。

（一）临床表现

由于损伤范围广泛，可包括鼻骨、上颌骨，眶骨、筛窦及额窦多处同时的复合性骨折，多有移位，也可同时伴有下颌骨和颅底骨折，故可出现颜面部肿胀、鼻出血、眶周淤血、球结膜出血、眼球运动障碍、视力下降、颜面部中央凹陷

（盘状脸）、牙齿咬合异常、上颌骨异常活动等表现。如伴颅底骨折可出现脑脊液鼻漏，颅脑外伤可伴有意识障碍，大出血可致失血性休克。此外，蝶窦侧壁骨折可同时伴有颈内动脉损伤，发生致死性大出血，或形成颈内动脉假性动脉瘤，出现迟发性、反复大量的鼻出血。

（二）诊断及辅助检查

根据外伤史及临床表现，一般可做出诊断。但 CT 扫描是必须的辅助检查，它可较好地显示额、筛、蝶窦、上颌窦、上颌骨及颅底的受损情况。CT 三维重建的图像为骨折复位，矫正畸形提供参考依据（图 6-5）。

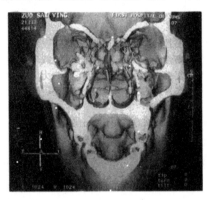

图 6-5　鼻窦、颌面、眼眶复杂性骨折的 CT 三维重建

（三）治疗

因鼻窦复杂性骨折同时存在着多器官组织受损，病情也较复杂，如鼻额筛眶复合骨折可能并有颅脑损伤、外伤性休克、喉气管损伤或胸腹等联合伤等。所以临床处理时分清主次、轻重缓急尤其重要。治疗应以处理危及生命的损伤为先，然后再处理因复杂性骨折所引起的畸形和功能障碍。骨折复位处理的目的是恢复损伤器官组织的功能如鼻功能、视功能及正常咬合功能等，尽可能减少创伤所致的外观畸形，消除创伤后的心理障碍。

1. 急救处理

根据生命体征判断外伤的严重程度，保持呼吸道通畅，必要时行气管插管或气管切开术。注意观察呼吸状态和监测血氧变化，保持循环系统的稳定，防止失血性休克（包括输血输液及抗休克药物的应用、吸氧等）。

2. 骨折的早期处理

一般认为外伤后 6～8 小时内为最佳时机，此时伤口新鲜，软组织肿胀未达高峰，术中暴露好，术后恢复快，预后好。受伤后 1 周之内，骨折处骨痂尚未形成，软组织水肿已明显消退而未纤维化，这段时间内有充分时间制订合理的治疗方案，故我们认为外伤后 1 周内进行骨折复位是可行的。

3. 制订实施最佳治疗方案的术前准备

（1）术前 CT 检查，必要时 CT 三维重建，了解骨折及畸形情况。

（2）准备合适的手术器械以及可供选择的修复或固定材料。

4. 手术径路问题

应根据外伤情况具体而定，理想的手术径路应具备：①视野宽阔便于骨折复位固定；②同一术野能够同时进行功能重建及外观畸形的整复；③同时能够兼顾鼻窦、眼眶及颅底的清创及处理；④造成新的创伤少。

常用的手术径路如下所述。

（1）经开放性伤口：直接经颌面伤口或适当变通进行整复。

（2）经额冠状切口：适用于额窦、颧弓及眶外侧壁骨折的闭合性损伤。也可选择双眉弓-鼻根联合整形切口。

（3）面中部掀翻术：适用于闭合性外伤骨折移位不大，面部畸形不太明显者，如 LeFort Ⅰ 型骨折，此径路暴露上颌及颧骨充分，可同时行鼻骨骨折复位。

（4）柯-陆径路：适用于上颌骨包括眶下壁骨折的整复。

（5）下睑切口：可显露眶底、眶下缘及颧颌缝，对于合并有眶下缘、眶底骨折移位畸形选用。

（6）上睑切口：可暴露颧缝，术后瘢痕隐蔽对骨折范围大，移位明显，单一手术切口暴露及复位不理想时可考虑联合径路。

5. 注意事项

鼻窦骨折的复位固定主要是针对鼻窦边界区域影响颌面外周围器官，而腔内的骨碎片可予以清除，尤其是当其妨碍鼻窦引流时。如下几点值得注意。

（1）在使较大的骨折断端对位，对线良好的同时，尽可能将所有骨折片复位固定。

（2）清除异物、血肿、病变黏膜及坏死组织。

（3）骨折间固定可使用钢丝，或特制材料固定。

（4）眶壁粉碎性骨折除采用自身材料外最好使用钛板钛钉或钛金属网进行修复，也可采用新型可吸收的高分子材料进行修复。

6. 晚期处理

对于外伤整复后欠满意，如残留的鼻通气障碍、复视、咬合异常、鼻泪管阻塞或瘢痕等，等病情稳定后行二期处理整形。一般在第一次术后 1～3 个月后进行。

第三节 外伤性脑脊液鼻漏

一、脑脊液鼻漏病因分类

脑脊液鼻漏分为外伤性及非外伤性，两者之比约为 3∶1。外伤性脑脊液鼻漏又分为颅底冲击伤、火器伤及医源性损伤，这 3 种脑脊液鼻漏均可表现为急性和迟发性。据 Calcaterra（1980 年）统计，头部外伤并脑脊液鼻漏者占 2%，并发于颅底骨折者占 5%，以颅前窝骨折者最为多见。孙正良（1999 年）报道颅底骨折 286 例，并发脑脊液者 66 例（23.1%），其中发生在颅前底者 59.8%，中颅底者 36%，其他部位 4.7%。筛骨筛板和额窦后壁骨板很薄，并且有硬脑膜与之紧密相连，在外伤时脑膜与骨板同时破裂，则导致脑脊液鼻窦。颅中窝骨折可损伤蝶窦上壁，特别是气化良好的蝶窦，其上壁可发育到颅中窝底部，因此颅中窝底骨折也可发生脑脊液鼻漏。此外，咽鼓管骨部骨折和乳突天盖骨折所造成的脑脊液耳漏，也能通过咽鼓管流到鼻咽或鼻腔，成为脑脊液耳鼻漏。有的患者在伤后一段时期才出现脑脊液漏，即迟发性脑脊液漏。其机制可能是受伤时颅底骨折有裂隙而无明显的硬脑膜破裂，以后颅压受脉搏和呼吸波动影响，硬脑膜逐渐疝入骨折裂隙内，久之则硬脑膜纤维逐渐破裂，形成小孔，而致脑脊液鼻漏；也有学者认为，血块将破裂的硬脑膜和骨壁封闭，后来血块分解，则脑脊液自鼻流出。自发性脑脊液鼻漏较少见。其原因尚未完全明了。

医源性颅底损伤包括颅底肿瘤的手术或放疗、鼻窦手术、眼眶及视神经减压手术及中耳内耳手术等，均可并发脑脊液鼻漏或脑脊液鼻耳漏。颅底肿瘤手术，如颅底脑膜瘤、垂体瘤、颅咽管瘤以及某些恶性肿瘤等，可因手术时颅底创伤过大，修复不当，而发生脑脊液鼻漏。颅底邻近器官组织病变进行手术治疗时所造成的颅底创伤多属手术并发症。易发生颅底损伤的手术有额窦手术，筛窦手术，蝶窦手术，眶减压或视神经减压术，鼻咽、翼腭窝及颞下窝手术和某些耳科手术等。鼻窦和颅底的手术所致的外伤性脑脊液鼻漏，据报告发生率为 0.9%，这主要取决于病变的部位、范围和手术类型。这些患者中，多数是在手术中立即发生，少部分患者是在术后一段时间内发生的迟发性脑脊液鼻漏（图 6-6、图 6-7）。

二、外伤性脑脊液鼻漏的诊断

（一）以下情况应怀疑有脑脊液鼻漏

（1）外伤后即有血性液体自鼻孔流出，其流出液体中心呈红色而周边清澈，或鼻孔流出的液体干燥后不呈痂状者（因脑脊液蛋白含量不高于 0.2 g/L）。

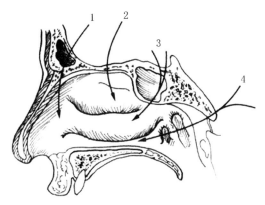

图 6-6　脑脊液鼻漏的不同来源

1. 来自额窦；2. 来自筛顶；3. 来自蝶窦；4. 来自颞骨中耳的脑脊液耳鼻漏

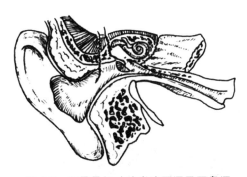

图 6-7　颞骨骨折致脑脊液耳漏及耳鼻漏

（2）鼻孔流出清澈液体，在低头用力、衣领扣紧，压迫颈内静脉等情况下流量增多者。

（3）并发反复发生细菌性脑膜炎者。

（4）鼻腔持续性或阵发性流出清水样液，或自觉有多量液体流入咽喉部，反复吞咽或出现呛咳者。

（5）脑脊液的鉴定：靠葡萄糖定量分析，即在鼻分泌物中葡萄糖含量需在 0.17 mmol/L（3 mg％）以上，如只凭定性诊断，并不可靠。因为葡萄糖过氧化酶灵敏度很高，葡萄糖浓度在 0.027 mmol/L（0.5 mg％）以上可呈阳性，有泪液或微量血液时可造成假阳性而导致误诊。有报道用 β_2 载铁清蛋白免疫固定法诊断最为可靠。

（二）脑脊液鼻漏瘘口定位

脑脊液鼻漏瘘口预测的依据如下。

1. 病史、颅底外伤的类型及程度

颅底创伤并脑脊液鼻漏的部位及大小视其创伤作用力的部位、大小及方向而定。当额部受撞击时，易出现额窦后壁、筛板及筛顶骨折脑脊涟鼻漏；当眶颌面受撞击时，易出现筛板筛顶、眶纸样板及视神经管骨折脑脊液鼻漏；当额部侧面、眶骨、颧骨及颞骨受撞击时，易出现颅颌面复合性骨折及蝶骨骨折或颞骨骨折，可出现蝶窦脑脊液鼻漏或脑脊液耳鼻漏。医源性颅底手术损伤多出现在手术部位或其邻近颅底骨质薄弱处；火器伤则根据弹道方向及贯穿伤的部位而定，也可发生在颅底其他部位的对冲伤，出现脑脊液鼻漏和耳鼻漏。

2. 周围脑神经功能障碍

单侧嗅觉丧失，多提示颅底骨折脑脊液鼻漏位于筛板。单侧视力障碍，多提示颅底骨折脑脊液鼻漏在蝶窦外壁和上壁，也可能来自最后组筛房的外上壁。眶上神经分布区感觉消失，提示瘘口在额窦后壁；三叉神经上颌支分布区感觉消失，提示瘘口在颅中窝。鼻孔流出的脑脊液流量随头部位置而改变，则提示是从鼻窦而来；来自蝶窦者，此现象更为明显。耳蜗前庭功能障碍、耳聋、耳闷、面瘫、自发性眼球震颤者提示瘘口在颅后窝。

3. 确定瘘口常用的检查

（1）影像学检查：常用鼻窦、乳突 X 线照片和鼻颅底及中耳岩部薄层 CT 扫描、MRI 检查的检查方法，用以显示骨折部位和鼻窦及乳突内的积液，为瘘口定位提供线索（图 6-8、图 6-9）。

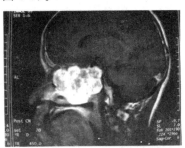

图 6-8　MRI 影像示颅底肿瘤侵犯前颅底及中颅底

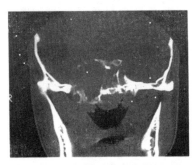

图 6-9　CT 扫描示颅中窝骨质破坏

（2）核素扫描：是应用 ECT 技术（或称为伽玛照相机）进行鼻颅底扫描。患者需先从椎管注射放射性示踪溶液，如^{131}I 和其他显示剂，然后侧卧或俯卧在检查台上，应用 ECT 机进行持续动态扫描。如鼻颅底有显影，则提示相应的部位存在脑脊液鼻漏。该方法相对较为敏感，但部分患者脑脊液鼻漏呈现为阵发性，特别是病变较为轻微的病例，或者瘘口较狭小者，脑脊液鼻漏时而发生，时而停止。如果检查时正好脑脊液鼻漏暂时停止，则检查结果呈现假阴性。

（3）鼻内镜检查方法：应用鼻窦内镜检查，可以较好地检查出脑脊液鼻漏并进行定位。选用质量较好的鼻窦内镜及影像系统，才能观察到细微的脑脊液鼻漏。如果脑脊液鼻漏不明显，可压迫颈静脉，使颅内静脉及脑脊液压力暂时升高，增加脑脊液鼻漏的流量，以便观察。检查时应结合鼻颅底影像学照片，沿鼻顶前部、后部、蝶筛隐窝、中鼻道及嗅裂至鼻咽部咽鼓管咽口按顺序进行检查，有时微量的清水样脑脊液鼻漏不易观察到，此时可用吸管轻触吸引可疑部位的黏膜，如中鼻道、蝶筛隐窝、后鼻孔及咽鼓管咽口等，采用内镜近距离观察放大图像。如应用变焦显微内镜，则更易观察到微量的脑脊液鼻漏。用吸管轻吸可疑部位鼻黏膜，可使黏膜出现微量出血，如有清水一样脑脊液流出与微量血液混合流动，可较容易被察觉，并可由此追踪，找出瘘口。对脑脊液鼻漏较为明显者，或流量较大者，要慎重进行鼻窦内镜检查，以免引起颅内感染。可在严格消毒做好手术准备的条件下，进行鼻内镜探查，必要时开放前后筛窦或蝶窦，仔细探查鼻额管口、筛顶筛板及蝶窦口，找到瘘口后即进行适当的修补。根据临床经验，进行脑脊液鼻漏修补手术以前，没必要应用内镜试图做瘘口精确定位。可在手术过程中才应用内镜按上述方法探查瘘口，多无特别困难。

（4）鼻内粉剂冲洗方法：此法是利用脑脊液冲刷鼻内粉剂，从而在鼻内镜下追踪瘘口的部位。先做鼻黏膜表面麻醉并充分收缩，再用磺胺噻唑粉或粘菌素硼酸粉喷于鼻腔内，使黏膜表面形成一层白色薄膜，然后压迫所观测颈内静脉使颅压增高，当脑脊液流出时，可见到流经之处白色药粉被冲去，显出一条粉红色的细线，由此向上追溯观察，便可找到瘘口部位。此法较适宜确定颅前窝瘘口的定位（图 6-10）。

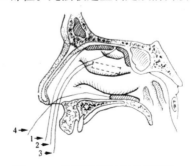

图 6-10　脑脊液鼻漏棉片法定位

1. 鼻顶前部；2. 鼻顶后部及蝶筛隐窝；3. 中鼻道；4. 下鼻道后方

(5) 椎管内注药法：在鼻黏膜收缩和麻醉后，用 4 块棉片分别放于鼻顶前部、中鼻道、鼻顶后部及蝶筛隐窝和下鼻道后方。按常规行腰椎穿刺，放出脑脊液 10 mL，再注入着色剂 0.5 mL，30 分钟后依次取出 4 块棉片观察。若鼻顶前部棉片着色，则提示瘘口在筛骨筛板；中鼻道棉片着色，提示瘘口在额窦；鼻顶后部及蝶筛隐窝棉片着色，提示瘘口在后组筛窦或蝶窦；下鼻道后方棉片着色，提示脑脊液来自咽鼓管。所用的着色剂：靛胭脂、亚甲蓝和 5% 荧光素钠。但必须注意的是，有报道认为这些药物对神经组织都有刺激性，有的患者可能在此项检查后发生视神经萎缩、下肢瘫痪、偏瘫、痴呆以及无菌性脑膜炎等并发症，尤以荧光素椎管内注射最为严重。有报道用 5% 荧光素钠数小时后，患者发生癫痫状态、昏迷、高热等险情。况且此法对严重的脑脊液鼻漏不能起到瘘口定位作用，因鼻腔内所放的 4 块棉片，可同时皆被荧光素染成黄色，失去鉴别指标。这些经验值得确定采取此项检查时慎重考虑。

(6) CT 脑室造影法：采用低黏度、非离子性、对神经组织无毒性反应的泛甲糖胺水溶性造影剂经腰椎穿刺或颈椎 $C_1 \sim C_2$ 穿刺注入蛛网膜内 5~8 mL。然后令患者保持头低脚高位 45°~60°，1~2 分钟，使此显影剂由重力作用流入颅底脑池，即开始自冠状面自蝶鞍区至额窦前壁 CT 扫描，和眶耳轴位 CT 扫描，每 4 mm 为一层面。为了便于发现瘘口，最好注入显影剂之前另做一次 CT 扫描以资比较。此法对蝶鞍或蝶窦的瘘口定位较为准确可靠。

(7) 鼻内镜荧光检查方法：检查时先用少量荧光素钠注入椎管内，然后再用一种特殊蓝光源（也称 D 光源）连接鼻窦内镜检查鼻腔、鼻窦和颅底，如有淡黄色的荧光液体流出，即提示该处有脑脊液鼻漏。此法准确性相对较高，即使仅有微量的脑脊液鼻漏，也能较灵敏地查出。其缺点是设备较为昂贵，必须进行椎管内注射荧光素，有可能引起神经组织刺激反映。

三、外伤性脑脊液鼻漏的治疗

脑脊液鼻漏随时可引起颅内感染，因此及早进行有效治疗十分重要。

（一）保守治疗

如果创伤比较轻微，颅底硬脑膜损伤裂口较小，经过有效的保守治疗，部分可以逐渐愈合。疗法主要包括降低颅内压、预防感染、促使瘘口自然愈合。具体方法：嘱患者取半坐位，限制饮水量和食盐量，避免用力咳嗽、擤鼻，防止便秘，适当应用抗生素，特别注意应用能透过血-脑屏障的广谱抗生素，如青霉素、氯霉素等等。如此保守治疗观察 2 周至两个月，部分脑脊液鼻漏病例可逐渐愈合。如在观察期间，脑脊液鼻漏的量逐渐增多或并有脑膜炎、颅内积气等症状时，应尽早行手术治疗。卜国铉介绍一种鼻内药物腐蚀疗法，适用于瘘口在筛骨筛板流量较少的脑脊液鼻漏，经治疗 20 例，有 18 例成功。在鼻黏膜表面麻醉下，经内镜确定瘘口部位后，用卷棉子蘸少许20％硝酸银，在明视下涂于瘘口边缘的黏膜上，造成创面，促使瘘口肉芽生长。涂药后再按上述方法保守治疗，多可以治愈。也有采用腰椎穿刺持续引流术治愈外伤性和手术后脑脊液鼻漏的报道。

（二）手术治疗

1. 适应证

（1）颅底损伤较为严重，脑脊液鼻漏流量较大者。

（2）脑脊液鼻漏伴有气颅症、脑外伤出血及颅内异物者。

（3）经采用保守疗法、涂药疗法无效者。有个别患者，脑脊液鼻漏治疗未愈，且长期出现微量鼻漏，而未发生颅内感染。当对这种情况不能掉以轻心，因为一旦出现感冒或上呼吸道感染，均随时有可能并发颅内感染，如细菌性脑膜炎。因此，应采取积极方法进行手术治疗。

（4）脑脊液鼻漏并发化脓性脑膜炎，经积极治疗不见好转者。

2. 手术方法

（1）颅内修补法：此法适应于急性外伤性脑脊液鼻漏如开放性和闭合性的脑挫伤，脑组织损伤，有脑组织脱出，硬脑膜撕裂、颅脑血肿及异物等。凡处理脑外伤时，如发现颅底有脑脊液瘘口，均应即时修补；如额窦有碎骨片、异物、骨髓炎及额窦炎的，则不宜经鼻修补，而应以颅内修补为宜。颅内修补法又可分为硬脑膜外及硬脑膜内两种。硬脑膜外方法适用于修补颅前窝的瘘口，损伤性较小，但对迟发性脑脊液鼻漏及曾有脑膜炎反复发作者，因颅底与硬脑膜粘连，分离时易使硬脑膜撕破，遇此情况，应当以硬脑膜内修补为宜。

颅内修补法的缺点：容易损伤嗅神经，寻找瘘口比较困难，尤其对蝶窦上壁及后壁处的瘘口不易看清，操作困难。Calcaterra所报道的19例颅外法修补术中有7例是经颅内修补后失败的，其他资料也有报道失败率为27％。

术前准备同颅前窝开颅手术。一般采用冠状切口，切开皮肤、皮下组织和骨膜，将皮瓣翻向下方达眉弓，在额窦上方用骨钻钻孔，钻成双侧额骨瓣，翻向外方，留颞侧骨膜作为骨瓣的蒂部，仔细剥离颅前窝硬脑膜，向后牵引，寻找颅底的瘘口及碎骨片，发现硬脑膜裂口，即用丝线紧密缝合；颅底的瘘口用肌肉块填上，放回硬脑膜，额骨瓣复位，缝合皮下组织和皮肤，不置引流、包扎；术后头高卧位，醒后改为半卧位，限制液体摄入量，预防便秘，用有效广谱抗生素以防感染。颅内修补方法也有多种改良的术式，如颅底损伤较为严重，硬脑膜缺损较大，可应用阔筋膜或颞筋膜修补，也可应用人工硬脑膜进行修补。比较好的方法是，制作带蒂的额窦骨膜瓣，蒂部位于近眉弓处，经分离颅前窝硬脑膜后，清理颅底创面，将带蒂额骨膜向内放入覆盖于破损的前颅底上，然后再将修补破损的硬脑膜复位，其覆盖面可用医用胶或蛋白胶粘着。用此方法结合颅底重建法可对前颅底较大的损伤进行可靠修补。

（2）颅外修补法：颅外修补法采用经鼻或经乳突的径路，术野比较狭小，有一定的难度，但对颅脑损伤很轻，尤其对治疗来自蝶窦的脑脊液鼻漏，其效果远胜于开颅修补。对瘘口不能确定而必须探查时，经额筛蝶窦开放术的损伤性比开颅探查要轻；对脑脊液耳鼻漏行中耳乳突探查术，也比颅中窝和颅后窝探查术损伤要小。但颅外修补法不适用于急性颅脑外伤并发脑脊液鼻漏的治疗，尤其是需要开颅手术处理颅内病变的患者。

脑脊液鼻漏颅外修补法又可分为鼻外法和鼻内法。

鼻外法脑脊液鼻漏修补术：即采用鼻外开筛的方法进行前颅底脑脊液鼻漏修补。此法术野相对较大，可结合鼻内手术，适用于额窦和筛窦等处脑脊液鼻漏的治疗。瘘口未确定者，可用此法探查。瘘口在岩部的脑脊液耳鼻漏，则需采用耳科手术探查修补。①额窦脑脊液鼻漏修补法：根据额窦前壁骨板完整情况和整形需要，可做美容切口和冠状切口。后者是用于额窦前壁完整者，可做骨板成型额窦开放术时选用。术中充分显露额窦后壁，去除额窦后壁黏膜，在瘘口处扩大并去除后壁骨质和肉芽，充分暴露硬脑膜，用丝线缝合硬脑膜裂口，或用筋膜修补缺损。可配合采用额窦填充手术，额窦内黏膜应去除干净，填塞腹壁脂肪，骨板复位固定。②筛窦脑脊液鼻漏修补法：筛窦顶壁的脑脊液鼻漏最多见，自鼻外做筛眶切口，剥离泪囊，结扎筛前动脉，做彻底的筛窦开放术，去除泪后嵴，以便显露筛窦顶部；然后将中鼻甲和鼻中隔上方的含骨鼻黏膜板向上翻转，盖于瘘口处，加压固定，或用游离阔筋膜置于扩大的瘘口；然后再用带蒂黏膜瓣加固于筛窦顶部，用抗生素油纱条填塞5天，或用碘仿纱条填塞10天。③蝶窦脑脊液鼻漏修补法：此处用颅内法不易暴露。可经鼻中隔径路进入蝶窦，去除窦内骨板及黏膜，用肌肉浆填入瘘口，阔筋膜加固修补。若瘘口尚不能确定位于蝶窦，可经鼻眶切口行筛窦开放术，进入蝶窦探查，寻找瘘口，按上法修补。国内有报道对一较大的蝶窦脑脊液鼻漏，先制作较长的带蒂额骨膜瓣，经鼻外开筛进路覆盖于蝶窦内，进行修补成功（图6-11）。

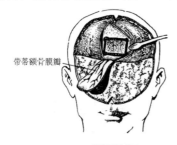 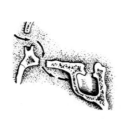 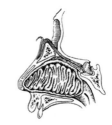

A. 带蒂额骨膜瓣　　　　B. 带蒂额骨膜瓣修补蝶窦　　　C. 骨膜瓣填塞蝶窦和鼻腔填塞
　　　　　　　　　　　　脑脊液鼻漏的途径

图6-11　颅内法脑脊液鼻漏修补

鼻内法脑脊液鼻漏修补术：鼻内法脑脊液鼻漏修补术适用于蝶窦筛窦顶的瘘口部位明确的修补，特点是不做鼻外切口。①方法一：鼻中隔黏膜瓣法。自前鼻孔内将患侧鼻中隔切成长的黏膜瓣，向上翻转，盖于瘘口处，用抗生素油纱和碘仿纱条压迫固定。②方法二：阔筋膜游离修补法。适用于蝶鞍内肿瘤经蝶窦切除术后所发生的脑脊液鼻漏。将阔筋膜和肌肉取出后，直接经前鼻孔、鼻腔蝶窦置于鞍底瘘口处，用青霉素油纱条和碘仿纱条压迫填塞两周。鼻内法修补外伤性脑脊液鼻漏，自应用鼻内镜技术后，更加显出其优越性。

第七章　外鼻和鼻前庭疾病

第一节　酒渣鼻

酒渣鼻为中老年人外鼻常见的慢性皮肤损害,以鼻尖及鼻翼处皮肤红斑和毛细血管扩张为表现,并有丘疹、脓疱。女性居多。

一、病因

发病原因不明,可能由于一些因素致面部血管运动神经失调,血管长期扩张所致。其诱因有嗜酒、浓茶及喜食辛辣刺激性食物;胃肠功能紊乱、便秘;内分泌紊乱,月经不调;精神紧张,情绪不稳定;毛囊蠕形螨寄生;鼻腔疾病等。

二、临床表现

酒渣鼻好发于中老年,病情重者多为男性,病变以鼻尖及鼻翼为主,亦侵及面颊部,对称分布,常合并脂溢性皮炎。病程缓慢,无自觉症状,按病程进展可分为3期,各期间无明显界限。

第一期(红斑期):鼻及面颊部皮肤潮红,有红色斑片,因饮酒、吃刺激性食物、温度刺激或情绪波动而加重,时轻时重,反复发作,日久皮脂腺开口扩大,分泌物增加,红斑加深持久不退。

第二期(丘疹脓疱期):皮肤潮红持久不退,在红斑的基础上,出现成批、大小不等的红色丘疹,部分形成脓疱。皮肤毛细血管逐渐扩张,呈细丝状或树枝状,反复出现。

第三期(鼻赘期):病变加重,毛细血管扩张显著,皮肤粗糙、增厚,毛囊及皮脂腺增大,结缔组织增生,使外鼻皮肤形成大小不等的结节或瘤样隆起,部分呈分叶状肿大,外观类似肿瘤,称鼻赘。

三、诊断与鉴别诊断

根据3期的典型临床表现,诊断并不难。该病应与痤疮相鉴别,痤疮一般发生于青春期,病变多在面部的外侧,挤压有皮脂溢出,无弥漫性充血及毛细血管扩张，青春期后多能自愈。

四、治疗

（1）去除病因：积极寻找及去除可能的致病诱因及病因，避免易使面部血管扩张的因素，如热水浴、长时间受冷或日晒等；调理胃肠功能，禁酒及刺激性食物，调整内分泌功能；避免各种含碘的药物与食物。

（2）局部治疗：主要是控制充血、消炎、去脂、杀灭螨虫。查出有毛囊蠕形螨虫者，可服用甲硝唑 0.2 g，每日 3 次，2 周后改为每日 2 次，共 4 周。病变初期可用白色洗剂（升华硫磺 10 g，硫酸锌 4 g，硫酸钾 10 g，玫瑰水加到 100 mL）或酒渣鼻洗剂（氧化锌 15 g，硫酸锌 4 g，甘油 2 g，3% 醋酸铝液 15 mL，樟脑水加到 120 mL）。

丘疹、脓疱可用酒渣鼻软膏（雷锁辛 5 g，樟脑 5 g，鱼石脂 5 g，升华硫磺 10 g，软皂 20 g，氧化锌软膏加到 100 g），亦可用 5% 硫磺洗剂。每次用药前先用温水洗净患处，涂药后用手按摩，使其渗入皮肤，早晚各 1 次。

（3）全身治疗：丘疹、脓疱、结节及红斑性病变可口服四环素，每日 0.5～1.0 g，分次口服。1 个月后，减至每日 0.25～0.5 g，疗程 3～6 个月。其他如红霉素、土霉素、氨苄西林等也可应用。B 族维生素可用于辅助治疗。

（4）丘疹毛细血管显著扩张者，可用电刀、激光或外用腐蚀剂（如三氯醋酸）切断毛细血管。如已形成皮赘，可用酒渣鼻划破手术治疗，亦可用 CO_2 激光行鼻赘切除术，对较大者，术后行游离皮片移植。

第二节　鼻疖

鼻疖是指鼻前庭或鼻尖部毛囊、皮脂腺或汗腺的局限性急性化脓性炎症。一般性疖肿预后良好。发生于鼻部的疖肿，因解剖及组织结构的特殊性（如外鼻静脉汇入颅内海绵窦，其静脉无静脉瓣等），可能引起较严重的并发症，临床上必须引起高度的重视。

一、病因

（1）致病菌主要为金黄色或白色葡萄球菌。

（2）鼻疖的主要诱因为挖鼻、拔鼻毛等不良习惯，使局部抵抗力下降，细菌乘机侵入。鼻腔或鼻塞发生化脓性炎症，脓液的反复刺激，使局部皮肤受伤，诱发感染。此外一些全身性疾病如糖尿病，使身体抵抗力降低，受细菌的感染易患鼻疖。

（3）疖肿在发生感染后，毛囊、皮脂腺或汗腺周围常形成炎性的保护圈，如炎性保护圈被破坏，病菌向周围侵犯，可发生蜂窝织炎或静脉炎等较严重的并发症。

二、临床表现

病变早期局部胀痛或因张力大而疼痛剧烈，多为波动性。严重时合并有头痛、畏寒、发热及全身不适等全身症状。局部主要为红、肿、热、痛等炎症的表现。早期可见鼻尖部或一侧鼻前庭红肿，有丘状隆起，周围组织发硬及红肿，丘状隆起的中心随病变进展出现脓点。1周内，脓点自行溃破，脓液排出，疼痛减轻，可自行愈合。伴有全身疾病者，可多个发病，部分伴有颌下或颏下淋巴结肿大及压痛。发病后挤压，引起炎症向周围扩散，局部疼痛及红肿加重，可出现全身症状与严重的并发症。

三、诊断与鉴别诊断

根据症状和体征，较易诊断。但应与以下疾病进行鉴别诊断。

（一）鼻前庭炎

由鼻的分泌物持续刺激引起，感觉鼻干痒及疼痛。鼻前庭局部皮肤弥漫性红肿、糜烂、结痂，常两侧同时发生。

（二）鼻部丹毒

症状为鼻的剧痛，局部弥漫性红肿，病变的界线明显。常累及上唇与面部，全身症状较重，伴高热。

（三）鼻前庭皲裂

多并发于感冒，触及鼻尖部时，皲裂部位有剧痛，见局部皮肤有裂痕，周围红，易出血或盖有结痂。

（四）鼻前庭脓疱疮

常两侧同时发生的小脓疱。

四、并发症

（一）鼻翼或鼻尖部软骨膜炎

炎症扩散，侵及鼻的软骨膜，使鼻尖部或鼻梁红肿，剧烈疼痛，伴较重的全身症状。

（二）上层及面部蜂窝织炎

不适当地挤压疖肿，使炎症扩散，引起蜂窝织炎，表现为上唇或面颊部红肿、压痛明显。此时炎症易向上引起海绵窦炎症，应引起重视。

（三）眼蜂窝织炎

表现为眼球突出及疼痛等。

（四）海绵窦血栓性静脉炎

海绵窦血栓性静脉炎为鼻疖最严重的颅内并发症。因挤压使疖肿感染扩散，经内眦及眼上下静脉而入海绵窦，临床上表现为寒战、高热、剧烈头痛、同侧眼睑及结膜水肿、眼球突出或固定，甚至视乳头水肿及失明等。眼底检查发现眼底静脉扩张和视神经盘水肿等。如延误治疗，1～2天内有发展至对侧的可能，严重者危及生命。

五、治疗

疖肿未成熟时，可用各种抗生素软膏、1%氧化氨基汞（白降汞）软膏或10%鱼石脂软膏局部涂抹，同时配合全身使用抗生素。局部还可应用热敷、超短波、红外线或激光照射等物理治疗以促使炎症消散。当脓点出现或疖肿已成熟时，切忌挤压或切开，可在无菌操作下用小探针蘸少许苯酚（石炭酸）或15%硝酸银腐蚀脓头，促使其破溃排脓。亦可在碘酊消毒后，用刀尖挑破脓点表面，将脓栓吸出，切不可扩大切开周围部分。疖肿破溃后，应保持局部清洁，促进伤口的引流及愈合。合并海绵窦血栓性静脉炎者，应给予足量、敏感的抗生素，及时请眼科和神经科等相关科室医生协助治疗。

本病通过有效的预防，完全可以避免发生。应戒除挖鼻及拔鼻毛等不良习惯，及时治疗鼻腔和鼻窦相关疾病，避免有害物质的持续刺激，努力控制糖尿病等全身疾病；禁止挤压"危险三角区"的疖肿，以预防鼻疖及其严重并发症的发生。

第三节　鼻前庭炎

鼻前庭炎为鼻前庭皮肤的弥漫性炎症，多为两侧性，分急性和慢性两种。经常挖鼻，急、慢性鼻炎，鼻窦炎，变态反应或鼻腔异物（多见于小儿）的分泌物刺激，长期在粉尘（如水泥、石棉、皮毛、烟草等）环境中工作，易诱发或加重本病。糖尿病或体力衰弱者较多见，并易反复发作。

一、临床表现

急性鼻前庭炎患者表现分为急性和慢性两种。急性者鼻前庭皮肤红肿，疼痛，严重者可扩及上唇交界处，有压痛，表皮糜烂并盖有痂皮。慢性者鼻前庭部发痒，灼热和结痂，鼻毛脱落，皮肤增厚，皲裂或盖有鳞屑样痂皮。

二、诊断和鉴别诊断

依据上述临床表现，即可做出诊断。但应注意与鼻前庭湿疹鉴别。

三、治疗

消炎消肿，洁净痂皮，去除病因，改正挖鼻习惯。局部用 1％～2％黄降汞软膏、抗生素软膏涂敷，每日 3～4 次。对急性病例可局部加用热敷或红外线理疗，重症可全身加用抗感染药物。

第四节　鼻前庭湿疹

鼻前庭湿疹是发生在鼻前庭的一种皮肤损害，表现为一种具有明显渗出倾向的皮肤炎症反应，皮疹多样性，慢性期则主要表现为局部浸润和肥厚。皮肤损害可蔓延至鼻翼、鼻尖及上唇等处皮肤，瘙痒较剧，多见于儿童，可分为急性、亚急性和慢性 3 种。

一、病因

湿疹为过敏性皮肤病，属于Ⅳ型变态反应。引起湿疹的原因很多，有内在因子和外在因子的相互作用，常是多方面的。鼻前庭湿疹可能是面部或全身湿疹的局部表现，也可能单独发生。慢性鼻炎，急、慢性鼻窦炎的脓性分泌物的经常刺激、浸渍是鼻前庭湿疹的主要原因，搔抓、摩擦、局部药物刺激亦可诱发本病。内在因子如慢性消化系统疾病、胃肠功能紊乱、新陈代谢障碍和内分泌失调等均可产生或加重湿疹病情。

二、临床表现

（一）急性湿疹

急性湿疹以局部渗液、瘙痒及烧灼感为主要症状，皮疹为多数密集粟粒大的小丘疹、丘疱疹和小水疱，基底潮红。由于搔抓，丘疹、丘疱疹和水疱顶端抓破后呈明显点状渗出及小糜烂，浆液不断渗出，病变中心往往较重，而逐渐向周围蔓延。外周又有散在丘疹、丘疱疹，境界一般不清楚。当合并有感染时，炎症表现较明显，并可形成脓疱，脓液渗出或结黄绿色或污褐色痂。

（二）亚急性湿疹

急性炎症减轻之后，或急性期末未及时适当处理，拖延时间较久而发生亚急性湿疹。皮损以小丘疹、鳞屑和结痂为主，仅有少数丘疱疹或小水疱及糜烂，瘙痒较剧。

（三）慢性湿疹

可因急性、亚急性反复发作不愈而转为慢性湿疹，亦可一开始即表现为慢性湿疹，而无急性或亚急性经过。主要表现为鼻前庭部皮肤增厚、浸润或皲裂，表面粗糙，覆以少许糠秕样鳞屑，或因抓破而结痂，境界一般清楚，病变大多局限。急性发作时可有明显渗出。自觉症状可有明显瘙痒。

三、诊断及鉴别诊断

主要根据病史、皮疹形态及病程进行诊断。一般湿疹的形态为多形性、弥漫性，分布对称，急性者有渗出，慢性者有浸润、肥厚或皲裂，常反复发作，瘙痒较剧。本病应与鼻前庭炎鉴别。

四、治疗

（一）全身治疗

尽可能寻找该病发生的主要原因，如有有关的全身性疾病应及时治疗。湿疹属Ⅳ型变态反应，适当使用抗组胺药有一定作用，特别是在早期使用效果较好。常用的有苯海拉明、赛庚啶、氯苯那敏、氯雷他定（开瑞坦）、盐酸西替利嗪等。多数情况下，抗组胺药对疾病的过程没有明显的影响，但能缓解瘙痒，减少因搔抓而造成的刺激和损害。

（二）局部治疗

1. 西医治疗

积极治疗急、慢性鼻炎及鼻窦炎。根据皮损情况选用适当剂型和药物，对有感染者，应酌情使用抗生素治疗；对急性湿疹，以洗剂为主，可选用炉甘石洗剂、振荡洗剂等；对亚急性和慢性湿疹最好选用糖皮质激素霜剂，如皮炎平霜、氟轻松霜等，含焦油成分的糊剂对亚急性和慢性湿疹效果亦较好。

2. 中医治疗

急性湿疹者以清热利湿为主，方以龙胆泻肝汤加减。亚急性湿疹以健脾利湿为主，佐以清热，方以胃苓汤加减。慢性湿疹应以养血祛风为主，佐以清热利湿，方以养血定风汤加减。

五、预防

尽量去除可疑病因，禁挖鼻及避免局部刺激等。

第五节　复发性多软骨炎

复发性多软骨炎是指主要损害常见于耳、鼻、喉、全身的软骨和眼球，表现为一种反复发作的类似炎症的损害的疾病。

一、病因

病因未明，多数学者认为本病属于一种自身免疫性疾病。

二、病理

本病无典型病理变化，其受累软骨之基本病理变化如下。①初期（急性期）：软骨嗜碱性减弱或消失，软骨周围有嗜酸性粒细胞浸润，此外有浆细胞或淋巴细胞浸润，为非特异性炎症。②中期（软骨溶解或破坏期）：软骨基质中酸性黏多糖减少或消失，软骨基层疏松，软骨细胞破坏，胞质丧失，有时仅有核残存，出现胶原组织或呈同质性变化。病变进一步发展，软骨基质坏死、溶解、液化，伴发软骨炎或出现肉芽组织和单核细胞浸润。破坏的软骨被以淋巴细胞为主的炎性细胞所分离。③末期（萎缩期）：残余的坏死软骨逐渐消失，肉芽机化，结缔组织皱缩，原有的组织或器官塌陷或变形。

三、临床表现

复发性多软骨炎视病变侵犯部位不同而有不同表现。如鼻部软骨受累，可出现鼻背、鼻翼或（及）鼻尖红肿、疼痛，多次发作后则形成"鞍鼻"，外鼻软骨破坏殆尽，外鼻呈明显畸形后，炎症可不再发生。外耳软骨受累则可出现耳郭红肿、疼痛，与耳郭化脓性软骨膜炎症状相类似，反复发作后可致耳郭萎缩呈"菜花状"，或形成外耳道狭窄，但发作时耳垂不受累。若呼吸道软骨受累，可出现咳嗽、气管或声门下狭窄、呼吸困难等。咽鼓管软骨受累则可出现传导性聋或鼓室积液。内耳受累则可出现耳鸣、眩晕、耳聋等。关节受累则出现发作性、不对称性、游走性关节疼痛。眼部受累则可出现结膜炎、角膜炎、巩膜炎、突眼、虹膜炎、玻璃体炎、视网膜炎、脉络膜炎或视神经炎，甚至导致失明等。此外，本病尚可侵犯软骨以外的结缔组织，特别是血管系统，引起肾病、心血管疾病、皮肤损害、肝功能及内分泌异常等表现；在较重患者或急性发作期患者可出现发热、体重减轻和贫血等全身性症状。

四、诊断

本病早在 1966 年国外即有初步诊断标准，目前国内有关此病的诊断意见如下。①以"排他法"排除其他疾病之可能性。②有两处或两处以上部位之软骨有复发性炎症，其中至少包括一个特殊器官。③偶然或突然发现鞍鼻。④耳郭软骨损害表现。⑤一侧突眼或伴各类型眼炎。⑥测定血沉和尿酸性黏多糖明显升高（后者更为重要，前者不一定升高）。⑦损害处软骨活检，病理表现为炎性细胞分隔之软骨岛。⑧一般症状为发热、体重减轻和贫血。激素治疗有明显疗效。

五、治疗

本病之治疗主要以肾上腺皮质激素治疗为主，免疫抑制剂有一定疗效。若病情不能控制，患者可因呼吸及血管系统合并症、尿毒症和中毒性休克而死亡。

第八章 鼻腔普通炎性疾病

第一节 急性鼻炎

急性鼻炎是鼻腔黏膜急性病毒感染性炎症，多称为"伤风"或"感冒"，但与流行性感冒有别，故又称为普通感冒。常延及鼻窦或咽部，传染性强，多发于秋冬行季气候变换之际。

一、病因

（一）致病原因

此病先系病毒所致，后继发细菌感染，亦有认为少数病例由支原体引起。在流行季节中，鼻病毒在秋季和春季最为流行，而冠状病毒常见于冬季。至于继发感染的细菌，常见者为溶血性或非溶血性链球菌、肺炎双球菌、葡萄球菌、流行性感冒杆菌及卡他球菌。这些细菌常无害寄生于人体的鼻腔或鼻咽部，当受到病毒感染后，局部防御力减弱，同时全身抵抗力亦减退，使这些病菌易侵入黏膜而引起病变。

（二）常见诱因

（1）身体过劳，烟酒过度以及营养不良或患有全身疾病，常致身体抵抗力减弱而患此病。

（2）受凉受湿后，皮肤及呼吸道黏膜局部缺血，如时间过久，局部抵抗力减弱，于是病毒、细菌乘机侵入而发病。

（3）鼻部疾病如鼻中隔偏曲、慢性鼻咽炎、慢性鼻窦炎、鼻息肉等，均为急性鼻炎诱因。

（4）患腺样体或扁桃体炎者。

另外，鼻部因职业关系常受刺激，如磨粉、制皮、烟厂工人易患此病；受化学药品如碘、溴、氯、氨等刺激；或在战争时遭受过毒气袭击，亦可发生类似急性鼻炎的症状。一次伤风之后，有短暂免疫期，一般仅1个月左右，故易得病者，常在1年之中有数次感冒。

二、临床表现

鼻性鼻炎为一种单纯炎症变化。当病变开始时,因黏膜血管痉挛,局部缺血,腺体分泌减少继而发生反射性神经兴奋作用,很快使黏膜中血管和淋巴管扩张,腺体及杯状细胞扩大,黏膜水肿,分泌物增多而稀薄似水,黏膜中有单核细胞及多形核白细胞浸润。此后,白细胞浸润加重,大量渗出黏膜表面,上皮细胞和纤毛坏死脱落,鼻分泌物渐成黏液脓性或脓性。若无并发症,炎症逐渐恢复,水肿消除,血管已不扩张,表皮细胞增殖,在 2 周内即恢复至正常状态。

三、症状

(一) 潜伏期

一般于感染后 1~3 天有鼻腔内不适感、全身不适及食欲减退等症状。

(二) 初期

开始有鼻内和鼻咽部瘙痒及干燥感,频发喷嚏,并有畏寒、头胀、食欲减退和全身乏力等症状。鼻腔检查可见黏膜潮红,但较干燥。

(三) 中期

初期持续 2 周后,出现鼻塞,流出多量水样鼻涕,常伴有咽部疼痛、发热;发热因人而异,一般在 37~38 ℃,小儿多有高热达 39 ℃以上者。同时头重头痛,头皮部有痛觉过敏及四肢酸软等。此期持续 1~2 天。鼻腔检查可见黏膜高度红肿,鼻道分泌物较多,为黏脓性。

(四) 晚期

鼻塞更重,甚至完全用口呼吸,鼻涕变为黏液脓性或纯脓性。如鼻窦受累,则头痛剧烈,鼻涕量亦多。若侵及咽鼓管,则有耳鸣及听力减退等症。炎症常易向下蔓延,致有咽喉疼痛及咳嗽。此时检查可见下鼻甲红肿如前,但鼻道内有多量脓涕。此期持续 3~5 天,若无并发症,鼻塞减退,鼻涕减少,逐渐恢复正常。但一般易并发鼻窦炎及咽、喉及气管等部位化脓性炎症,使流脓涕、咳嗽及咯痰等拖延日久。

(五) 免疫期

一般在炎症消退后可有 1 个月左右的免疫期,之后免疫力迅速消失。

四、诊断

根据患者病史及鼻部检查,不难确定诊断,但应注意是否为其他传染病的前驱症状。此病应与急性鼻窦炎、鼻部白喉及变态反应性鼻炎相鉴别。

(一) 急性鼻窦炎

急性鼻窦炎多位于一侧,白细胞计数增多,局部疼痛和压痛,前鼻孔镜检有典型发现。

（二）变态反应性鼻炎

变态反应性鼻炎有变态反应发作史，无发热，鼻黏膜肿胀、苍白，分泌物清水样，其中嗜酸性粒细胞增多。

（三）鼻白喉

鼻白喉具有类似症状，但鼻腔内常流血液，且有假膜形成，不难鉴别。

五、治疗

以支持和对症治疗为主，同时注意预防并发症。

（一）全身治疗

（1）休息、保暖，发热患者需卧床休息，进高热量的饮食，多饮水，使大小便通畅，以排出毒素。

（2）发汗疗法：①生姜、红糖、葱白煎汤热服。②解热镇痛药：复方阿司匹林1～2片，每日3次；阿司匹林 0.3～0.5 g，每日 3 次；或克感敏 1～2 片，每日 3 次等。

（3）中西合成药：板蓝根冲剂、吗啉胍等。

（4）合并细菌感染或有并发症可疑时，应用磺胺类及抗生素药物。

（二）局部治疗

（1）对鼻塞者可用 1‰麻黄碱液滴鼻或喷雾，使黏膜消肿，以利引流。对儿童用药须使用低浓度（0.5‰）。

（2）针刺迎香、上星、神庭、合谷穴。

（3）急性鼻炎中期，应提倡正确的擤鼻法，切忌用力擤鼻，否则可引起中耳炎或鼻窦炎。

六、预防

患急性鼻炎后，可以产生短期免疫力，1 个月左右后可以再发病，应特别注意预防。预防原则为增强抵抗力、避免传染和加强治疗等几方面。

（一）增强机体抵抗力

经常锻炼身体，提倡冷水洗脸、冷水浴、日光浴，注意劳逸结合与调节饮食，节制烟酒。由于致病病毒种类繁多，而且相互间无交叉免疫，故目前尚无理想的疫苗用于接种。在小儿要供以足够的维生素 A、维生素 C 等，在流行期间，可接种丙种球蛋白或胎盘球蛋白或流感疫苗，有增强抵抗力以及一定的预防感冒之效。

（二）避免传染

患者要卧床休息，可以减少互相传染。应养成打喷嚏及咳嗽时用手帕盖住口鼻的习惯。患者外出时要戴口罩，尽量不去公共场所。流行期间公共场所要适当消毒等。

（三）加强治疗

积极治疗上呼吸道病灶性疾病，如鼻中隔偏曲、慢性鼻窦炎等。

第二节　慢性鼻炎

慢性鼻炎是鼻黏膜和黏膜下层的慢性炎症。临床表现以黏膜肿胀，分泌物增多，无明确致病微生物感染，病程持续 4 周以上或反复发作为特征，是耳鼻咽喉科的常见病、多发病，也可为全身疾病的局部表现。按照现代观点，慢性炎症反应是体液和细胞介导的免疫机制的表达，依其病理和功能紊乱程度，可分为慢性单纯性鼻炎和慢性肥厚性鼻炎。二者病因相同，且后者多由前者发展而来，病理组织学上没有绝对的界限，常有过渡型存在。

一、病因

慢性鼻炎病因不明，常与下列因素有关。

（一）全身因素

（1）慢性鼻炎常为一些全身疾病的局部表现。如贫血、结核、糖尿病、风湿病以及慢性心、肝、肾疾病等，均可引起鼻黏膜长期淤血或反射性充血。

（2）营养不良：维生素 A、维生素 C 缺乏，烟酒过度等，可使鼻黏膜血管舒缩功能发生障碍或黏膜肥厚、腺体萎缩。

（3）内分泌失调：如甲状腺功能低下可引起鼻黏膜黏液性水肿；月经前期和妊娠期鼻黏膜可发生充血、肿胀，少数可引起鼻黏膜肥厚。同等的条件下，青年女性慢性鼻炎的发病率高于男性，考虑可能与机体内性激素水平尤其是雌激素水平增高有关。

（二）局部因素

（1）急性鼻炎的反复发作或治疗不彻底，演变为慢性鼻炎。

（2）鼻腔或鼻窦慢性炎症可使鼻黏膜长期受到脓性分泌物的刺激，促使慢性鼻炎发生。

（3）慢性扁桃体炎及增殖体肥大，邻近感染病灶的影响。

（4）鼻中隔偏曲或棘突时，鼻腔狭窄妨碍鼻腔通气引流，以致易反复发生炎症。

（5）局部应用药物：长期滴用血管收缩剂，引起黏膜舒缩功能障碍、血管扩张、黏膜肿胀。丁卡因、利多卡因等局部麻药，可损害鼻黏膜纤毛的传输功能。

（三）职业及环境因素

由于职业或生活环境中长期接触各种粉尘如煤、岩石、水泥、面粉、石灰等，各种化学物质及刺激性气体如二氧化硫、甲醛及乙醇等，均可引起慢性鼻炎。环境温度和湿度的急剧变化也可导致本病。

（四）其他

（1）免疫功能异常：慢性鼻炎患者存在着局部免疫功能异常，鼻塞可妨碍局部抗体的产生，从而减弱上呼吸道抗感染的能力。此外，全身免疫功能低下，鼻炎容易反复发作。

（2）不良习惯：烟酒嗜好容易损伤黏膜的纤毛功能。

（3）过敏因素：与儿童慢性鼻炎关系密切，随年龄增长，过敏因素对慢性鼻炎的影响逐渐降低。

二、病理

慢性单纯性鼻炎表现为鼻黏膜深层动脉和静脉，特别是下鼻甲的海绵状血窦呈慢性扩张，通透性增加，血管和腺体周围有以淋巴细胞和浆细胞为主的炎细胞浸润，黏液腺功能活跃，分泌增加。而慢性肥厚性鼻炎早期表现为黏膜固有层动、静脉扩张，静脉和淋巴管周围淋巴细胞和浆细胞浸润，静脉和淋巴管回流障碍，静脉通透性增加，黏膜固有层水肿；晚期发展为黏膜、黏膜下层，甚至骨膜和骨的局限性或弥漫性纤维组织增生、肥厚，下鼻甲最明显，其前、后端和下缘可呈结节状、桑椹状或分叶状肥厚，或发生息肉样变，中鼻甲前端和鼻中隔黏膜也可发生。二者病因基本相似，病理学上并无明确的界限，且常有过渡型存在，后者常由前者发展、转化而来，但二者临床表现不同，治疗上也有区别。

鼻黏膜的肿胀程度和黏液分泌受自主神经的影响。交感神经系统通过调节容量血管的阻力而调节鼻黏膜的血流，副交感神经系统通过调节毛细血管而调节鼻黏膜的血容量。交感神经兴奋时，鼻黏膜血管阻力增加，进入鼻黏膜的血流减少，导致鼻黏膜收缩，鼻腔脉管系统的交感神经兴奋性部分受颈动脉、主动脉化学感受器感受 CO_2 的压力影响。副交感神经兴奋导致毛细血管扩张，鼻黏膜充血、肿胀，翼管神经由源自岩浅大神经的副交感神经和源自岩深神经的交感神经构成，分布于鼻腔鼻窦的黏膜，支配鼻腔鼻窦黏膜的血液供应，影响鼻黏膜的收缩和舒张。

鼻腔感受鼻腔气流的敏感受体主要位于双侧下鼻甲。这些受体对温度敏感，故临床上有时用薄荷醇治疗鼻塞，这也是下鼻甲切除术后鼻阻力与患者的自觉症状不相符合的原因所在。此外，下鼻甲前部也是组成鼻瓣区的重要结构，鼻瓣区是鼻腔最狭窄的区域，占鼻阻力的 50%。下鼻甲前端的处理对鼻塞的改善具有重要作用。

三、临床表现

(一)鼻塞

鼻塞是慢性鼻炎的主要症状。单纯性鼻炎引起的鼻塞呈间歇性和交替性,平卧时较重,侧卧时下侧较重。平卧时鼻黏膜肿胀似与颈内静脉压力有关,斜坡位与水平位呈 20°角时,静脉压几乎等于 0,小于 20°角时静脉压相应增加。静脉压增加对健康的鼻黏膜无太大影响,但患有鼻炎者则可引起明显的鼻塞症状。侧卧时下侧的鼻腔与同侧邻近的肩臂的自主神经系统有反射性联系。安静时鼻塞加重,劳动时减轻,是因为劳动时交感神经兴奋、鼻黏膜收缩所致。此外,慢性鼻炎患者鼻黏膜较正常鼻黏膜敏感,轻微的刺激可引起明显的反应而出现鼻塞症状。肥厚性鼻炎的主要症状也为鼻塞,但程度较重,呈持续性,轻重不一,单侧阻塞或两侧阻塞均可发生。鼻黏膜肥厚、增生,呈暗红色,表面不平,呈结节状或桑椹样,有时鼻甲骨也肥大、增生,舒缩度较小,故两侧交替性鼻塞并不常见。严重时,患者张口呼吸,严重影响患者的睡眠。

(二)嗅觉障碍

慢性鼻炎对嗅觉的影响较小。鼻黏膜肿胀严重阻塞嗅裂时或中下鼻甲肿大使鼻腔呼吸气流减少可以引起呼吸性嗅觉减退或缺失;若长期阻塞嗅区,嗅区黏膜挤压致嗅区黏膜上皮退化或合并嗅神经炎时,则成为感觉性嗅觉减退或缺失。

(三)鼻涕

单纯性鼻炎鼻涕相对较多,多为黏液性,继发感染时可为黏脓性或脓性。肥厚性鼻炎鼻涕相对较少,为黏液性或黏脓性。

(四)头痛

鼻黏膜肿胀堵塞窦口可以引起负压性头痛;鼻黏膜发炎时鼻黏膜的痛阈降低,如挤压鼻黏膜常可引起反射性头痛。此外,若中鼻甲肥大挤压鼻中隔,由于接触处的后方吸气时负压较高,使其黏膜水肿及形成瘀斑。这些局部改变对于敏感的人则可引起血管扩张性头痛。

(五)闭塞性鼻音

慢性鼻炎由于鼻黏膜弥漫性肿胀,鼻腔的有效横截面积明显减少,患者发音时呈现闭塞性鼻音。

(六)其他

1.影响鼻窦的引流功能,继发鼻窦炎

慢性鼻炎时鼻黏膜弥漫性肿胀,特别是中下鼻甲肥大对鼻窦的通气引流功能具有重要影响。中鼻甲是窦口鼻道复合体中重要的组成部分。首先中鼻甲位于鼻腔的正中位、窦口鼻道复合体的前部,像一个天然屏障保护着中鼻道及各个窦口，鼻腔呼吸的气流首先冲击中鼻甲；此外，中鼻甲存在丰富的腺体，是鼻腔分泌型抗体的主要来源。因此中鼻甲病变影响窦口的通气引流，继发鼻窦炎。此外，下鼻甲肥大不仅影响鼻腔的通气，而且可以造成中鼻道的狭窄，影响鼻窦的通气引流，继发鼻窦炎。

2. 继发周围炎症

鼻涕流向鼻咽部可继发咽喉炎；若鼻涕从前鼻孔流出，可造成鼻前庭炎；若下鼻甲前端肥大明显可阻塞鼻额管，造成溢泪及泪囊炎；若后端肥大明显，突向鼻咽部影响咽鼓管咽口，可造成中耳炎。

（七）检查

慢性单纯性鼻炎双侧下鼻甲肿胀，呈暗红色，表面光滑、湿润，探针触诊下鼻甲黏膜柔软而富有弹性，轻压时有凹陷，探针移去后立即恢复；鼻黏膜对血管收缩剂敏感，滴用后下鼻甲肿胀即消退；鼻底、下鼻道或总鼻道内有黏稠的黏液性鼻涕聚集，总鼻道内常有黏液丝牵挂。而慢性肥厚性鼻炎鼻黏膜增生、肥厚，呈暗红色和淡紫红色，下鼻甲肿大，阻塞鼻腔，黏膜肥厚，表面不平，呈结节状或桑椹状，触诊有硬实感，不易出现凹陷，或虽有凹陷，但不立即恢复，黏膜对1‰麻黄碱棉片收缩反应差。

四、诊断与鉴别诊断

依据症状、鼻镜检查及鼻黏膜对麻黄碱等药物的反应，诊断并不困难，但应注意与结构性鼻炎伴慢性鼻炎者相鉴别。鼻内镜检查及鼻窦 CT 能全面了解鼻腔鼻窦的结构及有无解剖变异和鼻窦炎。全面衡量结构、功能与症状的关系，正确判断病因及病变的部位，治疗才能取得较好的效果。

慢性单纯性鼻炎和慢性肥厚性鼻炎鉴别要点见表 8-1。

表 8-1　慢性单纯性鼻炎和慢性肥厚性鼻炎鉴别要点

鉴别要点	慢性单纯性鼻炎	慢性肥厚性鼻炎
鼻塞	间歇性（冬季、夜间、静坐时明显，夏季、白天、运动时减轻或消失），两侧交替性	持续性
鼻涕	略多，黏液性	多，黏液性或黏脓性，不易擤出
味觉减退	不明显	可有
闭塞性鼻音	无	有
头痛、头昏	可有	常有
咽干、咽痛	可有	常有
耳鸣、耳塞闭感	无	可有

续　表

鉴别要点	慢性单纯性鼻炎	慢性肥厚性鼻炎
前鼻孔镜所见	下鼻甲黏膜肿胀，表面光滑，暗红色	下鼻甲黏膜肥厚，暗红色，表面光滑或不平，或呈结节状、桑椹状或分叶状，鼻甲骨可肥大
下鼻甲探针触诊	柔软，有弹性，轻压时有凹陷，探针移去后立即恢复	有硬实感，轻压时无凹陷，或虽有凹陷，但不立即恢复
对 1%～2% 麻黄碱的反应	黏膜收缩明显，下鼻甲缩小	黏膜不收缩或轻微收缩，下鼻甲大小无明显改变
治疗	非手术治疗	一船宜手术治疗

五、治疗

慢性鼻炎的治疗应以根除病因、改善鼻腔通气功能为原则。首先应该积极消除全身与局部可能致病的因素，改善工作、生活环境条件，矫正鼻腔畸形，避免长期应用血管收缩剂。其次是加强局部治疗，抗感染，消除鼻黏膜肿胀，使鼻腔和鼻窦恢复通气及引流，尽量恢复纤毛和浆液黏液腺的功能。慢性鼻炎并发感染的，可用适合的抗生素溶液滴鼻。为了消除鼻黏膜肿胀，使鼻腔及鼻窦恢复通气和引流，可用血管收缩剂如麻黄碱滴鼻液滴鼻，但儿童尽量不用，即使应用不宜超过 1 周，防止多用、滥用血管收缩剂。采取正确的擤鼻涕方法清除鼻腔过多的分泌物，有助于鼻黏膜生理功能的恢复，避免继发中耳炎。慢性单纯性鼻炎的组织病理改变属可逆性，局部治疗应避免损害鼻黏膜的生理功能。肥厚性鼻炎同单纯性鼻炎的治疗一样首先消除或控制其致病因素，然后才考虑局部治疗，但局部治疗的目的随各阶段的病理改变而异。在鼻黏膜肥厚、但无明显增生的阶段，宜力求恢复鼻黏膜的正常生理功能。如已有明显增生，则应以减轻鼻部症状和恢复肺功能为主。局部治疗的方法如下。

（一）局部保守治疗

局部保守治疗适合于慢性单纯性鼻炎及慢性肥厚性鼻炎局部应用血管收缩剂尚能缩小者。

1. 单纯性鼻炎

单纯性鼻炎以促进局部黏膜恢复为主，可利用 0.25%～0.5% 普鲁卡因在迎香穴和鼻通穴做封闭，或做鼻匠或双侧下鼻甲前端黏膜下注射，给以温和的刺激，改善局部血液循环，每次 1～1.5 mL，隔日 1 次，5 次为 1 疗程。此外，可以配合三磷酸腺苷、复方丹参、消旋山莨菪碱（654-2）、转移因子、干扰素、皮质类固醇激素等进一步加强局部的防御能力，以利于黏膜的恢复，但应防止视网膜中央动脉栓塞。预防措施：不提倡以乳剂或油剂做下鼻甲注射。下鼻甲注射前应常规做鼻甲黏膜收缩，乳剂或油剂中可加入1∶1的50％葡萄糖液稀释，注射过程中应边注边退。避开下鼻甲近内侧面与上面交界处进针。高新生（1995年）在表面麻醉下用冻干脾转移因子粉剂1 mL加生理盐水2 mL溶解后于每侧下鼻甲内注射1 mL，每周1次，4次为1疗程，总有效率97.8％。其机制为转移因子是一种新的免疫调节与促进剂，可增强人体的细胞免疫功能，提高人体的防御能力，从而使鼻黏膜逐渐恢复其正常的生理功能。王立平（1995年）利用三磷腺苷下鼻甲注射治疗慢性单纯性鼻炎280例也取得了93.2％的良好效果。陈仁物等（1995年）对下鼻甲注射针头进行了研制和临床应用，具有患者痛苦小、药液分布均匀、见效快、明显缩短疗程、提高疗效等优点。其具体方法：将5号球后针头的尖端四面制成筛孔状的一种专用针头，分为Ⅰ、Ⅱ、Ⅲ3种型号。①Ⅰ号：2个孔，孔距4 mm，适合下鼻甲肥大局限和青年患者。②Ⅱ号：3个孔，孔距5 mm，适合下鼻甲前端肥大者。③Ⅲ号：4个孔，孔距5 mm，适合弥漫性下鼻甲肥大及下鼻甲手术的麻醉。

2. 慢性肥厚性鼻炎

慢性肥厚性鼻炎的治疗以促进黏膜瘢痕化，改善鼻塞症状为主，可行下鼻甲硬化剂注射。常用的硬化剂有80％甘油、5％石炭酸甘油、5％鱼肝油酸钠、50％葡萄糖、消痔灵、磺胺嘧啶钠等。周全明等（1995年）报告消痔灵治疗慢性鼻炎300例，治愈291例，有效9例。其方法：消痔灵注射液1 mL加1％利多卡因1 mL混合后行下鼻甲注射，每侧0.5～1 mL，7～10天1次，3次为1疗程，间隔2周后可行下一疗程。刘来生等（1995年）利用磺胺嘧啶钠下鼻甲注射治疗慢性肥厚性鼻炎也取得了良好的效果，其机制为局部产生化学性反应，引起下鼻甲肥厚的黏膜组织萎缩从而改善鼻塞症状。

近年来，随着激光、微波、电离子治疗仪的普及，这方面治疗慢性肥厚性鼻炎的报道愈来愈多。已形成相当成熟的经验。Nd∶YAG激光是利用瞬间高热效应使肥厚的黏膜凝固或气化，造成下鼻甲回缩而改善鼻腔通气，不仅可以直接凝固、气化肥厚的黏膜，而且可以插入黏膜下进行照射，效果可靠；但是由于Nd∶YAG激光水吸收性较低，破坏深度不易控制，而且该激光辐射能30％～40％被反向散射，术中可造成周围正常黏膜较大面积的损伤，此外导光纤维前端易被污染，容易折断在黏膜下，术后反应重。微波不仅可以表面凝固黏膜，而且可以将探头直接插入黏膜下，利用微波的生物热效应而凝固黏膜下组织，具有可保持黏膜的完整性、不影响鼻黏膜的生理功能、恢复快、无痂皮形成等优点，另外无探头折断在黏膜下之忧，是治疗慢性肥厚性鼻炎较为理想的方法。电离子治疗仪利用其良好的切割性可以对重度慢性肥厚性鼻炎的肥厚黏膜进行切割而达到改善鼻腔通气的效果，而且术中不易出血，术后反应也轻。术中利用短火火焰凝固、汽化、切割组织，长火火焰凝固止血，但术中应充分收敛鼻黏膜，以防止伤及正常的鼻中隔黏膜。射频利用发射频率 $100\sim300$ kHz、波长 0.3 km 的低频电磁波作用于病变的组织细胞，致组织细胞内外离子和细胞中的极性分子强烈运动而产生特殊的内生热效应，温度可达 $65\sim80$ ℃，使组织蛋白变形、凝固，病变区出现无菌性炎症反应，血管内皮细胞肿胀，血栓形成而阻塞血管，组织血供减少，黏膜逐渐纤维化而萎缩从而达到治疗增生性病变的目的，并且具有无散射热效应、无火花、不损伤正常组织、深浅容易控制的优点。辛朝风（2000）利用射频治疗慢性肥厚性鼻炎 56 例取得了良好的治疗效果，认为慢性鼻炎的病理基础是鼻甲黏膜下组织增生伴血管扩张，是射频治疗的最好适应证。国外学者（2002）认为射频是在黏膜下形成热损伤而不破坏表面黏膜，可以避免术后出血、结痂、出现恶臭味、疼痛、嗅觉减退和鼻腔粘连的缺点，是治疗鼻甲肥大的一种安全而有效的方法。

（二）手术治疗

鼻腔结构复杂，每一结构对鼻腔正常生理功能的维持都具有一定作用。正常人中鼻腔的每一结构都完全正常也是很少的。鼻部症状的产生原因是多方面的，或某一结构的形态或结构异常，或几种结构均明显异常，或几种结构轻度异常的协同作用。其中对于多结构的轻度异常和某一结构的形态异常（如下鼻甲过度内展，其本身并不肥大）等情况难以诊断，这种情况常笼统地被称为"结构性鼻炎"。临床上，我们也时常遇到有些人鼻腔某些结构明显异常，但却没有自觉症状；相反，无明显结构异常者，有时也会有明显的自觉症状。因此，在慢性鼻炎的手术治疗中，应仔细检查，全面衡量，解除引起症状的病因，方可获得满意的治疗效果。

1. 中鼻甲手术

中鼻甲手术包括传统的常规手术（中鼻甲部分切除术及中鼻甲全切除术）和中鼻甲成形术。传统的中鼻甲切除术虽然能解除鼻塞症状，但中鼻甲功能受损，并失去了再次手术的解剖标志，同时常规中鼻甲手术后中鼻甲周围的正常黏膜可以出现代偿性增生，导致症状的复发，说明中鼻甲在保持鼻腔的生理功能方面具有重要的作用。目前常用的中鼻甲成形术则在解除症状的同时又避免了传统常规中鼻甲手术所造成的缺陷。

2. 下鼻甲手术

下鼻甲手术包括传统的下鼻甲部分切除术、下鼻甲黏骨膜下切除术、下鼻甲骨折外移术和下鼻甲成形术。最近许多学者对传统的下鼻甲手术进行了改进，并且利用先进的手术器械，对慢性鼻炎的治疗取得了良好的临床效果。下鼻甲黏膜血供丰富，术中极易出血。采用翼腭管注射法可以减少出血，又提高麻醉效果。下鼻甲的大小与鼻腔的阻力关系密切，尤其是下鼻甲的前端，故行下鼻甲手术时应正确估计切除的范围，以便获得满意的临床效果。

　　近年来，国外有学者报道仅做下鼻甲黏骨膜下分离，破坏黏膜下的血管网，肥厚的下鼻甲黏膜呈瘢痕化收缩，而达到改善鼻塞的效果。此方法仅适用于病变程度较轻者。由于引起鼻塞的因素很多，单一手段治疗效果较差，采用阶梯疗法综合治疗方可取得满意的效果。但也不能作为固定模式，可根据具体情况灵活掌握，可考虑优先采用操作简便、患者痛苦小、费用低、疗效好的方法。只有这样才能正确地选择合适的术式，从而达到满意的效果，避免多次手术。总之，慢性鼻炎的手术趋向应以解除患者的症状、创伤小、能保持鼻甲的生理功能为目的。此外，由于慢性鼻炎的病因解除后，肥大的下鼻甲可以转归，故尽量减少下鼻甲手术，特别是防止下鼻甲切除过多造成空鼻综合征。

第三节　萎缩性鼻炎

　　萎缩性鼻炎是一种发展缓慢的鼻腔慢性炎性疾病，又称臭鼻症、慢性臭性鼻炎、硬化性鼻炎。其主要表现是鼻腔黏膜、骨膜、鼻甲骨（以下鼻甲骨为主）萎缩；鼻腔异常宽大；鼻腔内有大量的黄绿色脓性分泌物积存，形成脓性痂皮，常有臭味，发生恶臭者，称为臭鼻症，患者有明显的嗅觉障碍。鼻腔的萎缩性病变可以发展到鼻咽、口咽、喉腔等处，提示本病可能是全身性疾病的局部表现。

一、病因

　　萎缩性鼻炎分为原发性萎缩性鼻炎和继发性萎缩性鼻炎两大类。

　　（一）原发性萎缩性鼻炎

　　该类型可以发生于幼年，多因全身因素如营养不良、维生素缺乏、内分泌功能紊乱、遗传因素、免疫功能紊乱、细菌感染、神经功能障碍等因素所致。

　　（二）继发性萎缩性鼻炎

　　该类型多由于外界高浓度工业粉尘、有害气体的长期刺激，鼻腔鼻窦慢性脓性分泌物的刺激，或慢性过度增生性炎症的继发病变、鼻部特殊性的感染、鼻中隔的过度偏曲、鼻腔手术时过多损坏鼻腔组织等所致。

　　本病最早由 Frankel 于 1876 年所描述，是一种常见的耳鼻咽喉科疾病，占专科门诊的0.7%～3.99%。我国贵州、云南地区多见，其原因不详，有报道可能与一氧化硫的刺激有关，还有报道可能与从事某些工种的职业有关。杨树棻曾报道灰尘较多的机械厂的调查发现，鼻炎118人中萎缩性鼻炎35人，占患者数的30%。国外报道本病女性多于男性，多发病于青年期，健康状况和生活条件差者易患此病。据报道我国两性的发病率无明显差别，以 20～30 岁为多。在西方，本病发病率已明显降低，但是在许多经济不够发达的国家和地区，发病率仍较高。

二、病理

疾病发生的早期，鼻腔黏膜仅呈慢性炎症改变，逐渐发展为萎缩性改变，假复层柱状纤毛上皮转化为无纤毛的复层鳞状上皮，腺体萎缩，分泌减少。由于上皮细胞的纤毛丧失，分泌物停滞于鼻腔，结成脓痂。病变继续发展，黏膜以及骨部的血管因为发生闭塞性动脉内膜炎与海绵状静脉丛炎，血管的平滑肌萎缩，血管壁纤维组织增生肥厚，管腔缩窄或闭塞。血液循环不良，导致腺体和神经发生纤维性改变，黏膜下组织变为结缔组织，最后发生萎缩以及退化现象。骨和骨膜也发生纤维组织增生和骨质吸收，鼻甲缩小，鼻腔极度扩大，但是鼻窦常常因为骨壁增殖硬化性改变，反而使窦腔缩小。

三、临床表现

（一）鼻及鼻咽干燥感

鼻及鼻咽干燥感在吸入冷空气时，症状更加明显，而且还有寒冷感。

（二）鼻塞

鼻塞与鼻内脓痂堆滞堵塞有关；没有脓痂，则与神经感觉迟钝有关，有空气通过而不能感觉到。

（三）头痛

头痛部位常常在前额、颞侧或枕部，或头昏，多因为大量冷空气的刺激反射造成，或者伴发鼻窦炎之故。

（四）鼻内痛或鼻出血

鼻内痛或鼻出血多因鼻黏膜干燥破裂所致。

（五）嗅觉减退或者丧失

嗅觉减退或者丧失因为含气味的气味分子不能到达嗅区或者嗅区黏膜萎缩所致。

（六）呼气恶臭

呼气恶臭因为臭鼻杆菌在鼻腔脓痂下繁殖生长，脓痂内的蛋白质腐败分解，而产生恶臭气味。也有人认为是因为炎性细胞以及腺细胞脂肪发生变性，脂肪转变为脂酸，易于干燥，乃产生臭味。妇女月经期臭味加重，绝经期则开始好转，但鼻腔黏膜没有好转。

（七）其他

鼻腔黏膜萎缩涉及到鼻咽部，可能影响咽鼓管咽口，发生耳鸣和耳聋。涉及到咽喉部则发生咽喉部干燥、刺激性咳嗽、声音嘶哑等症状。

四、诊断与鉴别诊断

根据患者的症状、体征，结合临床检查所见进行诊断。主要根据鼻黏膜萎缩、脓痂形成情况以及可能具有的特殊气味等特点，诊断不难。但是应该与鼻部特殊的传染病，例如结核、狼疮、硬结病，或者鼻石、晚期梅毒、麻风等病症相鉴别。

一少部分萎缩性鼻炎患者具有特殊的鼻部外形，如鼻梁宽而平、鼻尖上方轻度凹陷、鼻前孔扁圆、鼻翼掀起；如果儿童时期发病，可以影响鼻部的发育而成鞍鼻畸形。鼻腔内的检查，可以见到鼻腔宽敞，从鼻前孔可以直接看到鼻咽部。鼻甲缩小，有时下鼻甲几乎看不到或者不能辨认，如果因为慢性化脓性鼻窦炎而引起，则虽然下鼻甲看不到或不能辨认，但是中鼻甲却常常肿胀或肥大，甚至息肉样变。鼻腔黏膜常常覆盖一层灰绿色脓痂，可以闻及特殊恶臭。除去脓痂后下边常常有少许脓液，黏膜色红或苍白，干燥，或者糜烂，可有渗血。鼻咽部、咽部黏膜或有以上黏膜的改变，或有脓痂附着，严重者喉部也可以有此改变。轻症的萎缩性鼻炎，多只是在下鼻甲和中鼻甲的前端或嗅裂处可以见到少许痂皮，黏膜少许萎缩。

鼻腔的分泌物或者脓痂取出做细菌培养，可以检测到臭鼻杆菌、臭鼻球杆菌、类白喉杆菌或者白喉杆菌，但是后两者均无内毒素。

五、治疗

（一）药物治疗

药物治疗萎缩性鼻炎至今仍无明显进展。有学者对微量元素代谢紊乱是否为萎缩性鼻炎的病因进行了研究。文献报道测定 83 例上颌窦炎的血清铁含量，其中 47 例有萎缩性鼻炎。通过对照治疗，证实缺铁程度与鼻黏膜的萎缩程度成正比，故提出治疗时宜加用含铁制剂。但李忠如测定患者发样中的铜、锰含量明显低于对照组，而锌、铁含量正常。因此，微量元素是否与萎缩性鼻炎的发病有关尚待探讨。有报道应用羧甲基纤维钠盐软膏治疗萎缩性鼻炎 17 例，获得了一定的效果。因羧甲基纤维钠盐具有生理惰性，对组织无刺激性，亲水，可与多种药物结合并能溶于鼻分泌物中或炎症渗液中，易为鼻黏膜吸收而迅速产生药效。黄维国等报道应用滋鼻丸（生地黄、玄参、麦冬、百合各等份为丸）每次 15 g，每日 2 次口服，同时加用鼻部蒸汽熏蒸，治疗数十例，效果满意。纪宏开等应用鱼腥草制剂滴鼻取得了一定的效果。肖涤余等用活血化瘀片（丹参、川芎、赤芍、红花、鸡血藤、郁金、山楂、黄芪、党参）治疗萎缩性鼻炎也取得了一定的效果。

Sinha 采用胎盘组织液行中、下鼻甲注射 60 例，经 2 年的观察，临床治愈 76.6%，改善 11.6%，无效 11.4%；经组织病理学证实，萎缩的黏膜上皮恢复正常，黏液腺及血管增加，细胞浸润及纤维化减少 43.3%，形态改善 45%，无变化 11.7%。郝雨等报道采用复方丹参注射液 4 mL 行下鼻甲注射，隔日 1 次，10 次为 1 疗程，或用复方丹参注射液迎香穴封闭，疗法同上，同时合并应用黄连素软膏涂鼻腔，73 例中治愈 40 例，好转 17 例，无效 6 例，总有效率 97%。钟衍深等报道，应用 ATP 下鼻甲封闭治疗萎缩性鼻炎 122 例，常用量 10～20 mg，3 日 1 次，10～20 次为 1 疗程，88.5% 的患者症状改善，经 6～18 个月随访无复发。

（二）氦-氖激光照射治疗

有学者在给予维持量甲状腺素的同时，采用氦-氖激光鼻腔内照射治疗 87 例萎缩性鼻炎，激光照度 10 mW/cm^2，每次照射 3 分钟，8～10 次为 1 疗程，7～8 次后，60% 的患者嗅觉改善，5～6 次后鼻血流图波幅增大，波峰陡峭，流变指数增大，脑血流图检查血流量也明显改善。经治疗后全身情况改善，痂皮消失，鼻黏膜变湿润，59 例嗅觉恢复。其作用机制是小剂量、低能量激光照射具有刺激整个机体及组织再生、抗炎和扩张血管的作用，改善了组织代谢的过程。

（三）手术治疗

1. 鼻腔黏软骨膜下填塞术

Fanous 和 Shehata 应用硅橡胶行鼻腔黏骨膜下填塞术，在上唇龈沟做切口，分别分离鼻底和鼻中隔的黏软骨膜，然后填入硅橡胶模条至鼻底或鼻中隔隆起，使鼻腔缩小。分别治疗 10 例和 30 例萎缩性鼻炎患者，前者 70% 症状明显改善，后者 90% 有效。硅橡胶作为缩窄鼻腔的植入物，优点是性能稳定，具有排水性，光滑软硬适度，容易造型，耐高压无抗原性，不被组织吸收，不致癌，手术操作简单，疗效较好，根据病情可分别植入鼻中隔、鼻底、下鼻甲等处。部分病例有排斥现象，与填塞太多、张力过大、黏膜破裂有关。

Sinha 应用丙烯酸酯在鼻中隔和鼻底黏骨膜下植入 60 例，切口同 Fanous 和 Shehata 的操作，36 例近期愈合，14 例好转。经 2 年的观察，由于植入物的脱出和鼻中隔穿孔，约 80% 的患者症状复原，20% 脱出者症状长期缓解，可能与植入物的稳定性有关。经临床比较，效果逊于硅橡胶。

徐鹤荣、韩乃刚、虞竟等分别报道，应用同种异体骨或同种异体鼻中隔软骨行鼻腔黏骨膜下填塞治疗萎缩性鼻炎，效果良好，未发现有软骨或骨组织吸收、术腔重新扩大的情况。认为同种异体骨或软骨是比较好的植入材料，但术后必须防止感染。虞竟报道有 4 例因感染、切口裂开而失败。

Sinha 报道应用自体股前皮下脂肪植入鼻腔黏骨膜下 4 例，2 例有效，2 例无效,可能与脂肪较易吸收有关。还有报道应用自体髂骨、自体肋软骨、自体鼻中隔软骨等行鼻腔黏骨膜下填塞,效果优于自体脂肪组织填塞,但均需另做切口,增加了损伤及患者的痛苦。

刘永义等采用碳纤维行下鼻甲、鼻中隔面黏骨膜下充填成型术,部分病例同时补以鼻旁软组织瓣或鼻中隔含血管的黏软骨膜瓣,总有效率达 90%,鼻黏膜由灰白色变为暗红色,干痂减少或消失,黏膜由干燥变为湿润。此手术方案可使下鼻甲、鼻中隔隆起,缩小鼻腔,并能改善局部血液循环,增加组织营养,促进腺体分泌,可从根本上达到治疗目的。

喻继康报道应用羟基磷灰石微粒人工骨种植治疗萎缩性鼻炎 10 例,效果满意。羟基磷灰石是骨组织的重要成分,为致密不吸收的圆柱形微粒,其生物相容性良好,无排斥反应,可诱导新骨生成,与骨组织直接形成骨性结合,细胞毒性为 0 级,溶血指数为 1.38%,是一种发展前景较好的填充物。

2. 鼻腔外侧壁内移术

鼻腔外侧壁内移术亦称 Lautenslager 手术,早在 1917 年即已应用。这种手术有一定的疗效,能起到缩窄鼻腔的作用,但组织损伤多,患者反应大,有时内移之外侧壁又有复位。黄选兆为了解决这个问题,采用白合金有机玻璃片为固定物,克服了固定上的缺点,治疗 32 例 51 侧患者,疗效满意,术后经 5~15 年随访,有效率达88.24%。此手术可使鼻腔外侧壁内移 5~8 mm,严重者虽可在鼻腔黏膜下加填塞物,但术前鼻腔宽度大于 9 mm 者,效果较差。上颌窦窦腔小、内壁面积小或缺损者不宜行此手术。术前的上颌窦影像学检查可预知手术效果,而且十分必要。

3. 前鼻孔封闭术(Young 手术)

Young(1967)采用整形手术封闭一侧或两侧鼻孔,获得了优于鼻腔缩窄术的效果。手术方法为在鼻内孔处做环行切口,在鼻前庭做成皮瓣,然后缝合皮瓣封闭鼻孔,阻断鼻腔的气流。封闭 1 年以上再打开前鼻孔,可发现鼻腔干净,黏膜正常。封闭两侧前鼻孔时,患者需经口呼吸,有些患者不愿接受。林尚泽、罗耀俊等经过临床手术观察,少于 3 mm 的鼻前孔部分封闭,不仅可以保留患者经鼻呼吸的功能,而且长期效果不亚于全部封闭者,但如前鼻孔保留缝隙大于 3 mm,则成功率下降。

4. 鼻前庭手术

Ghosh(1987)采用鼻前庭手术,系将呼吸气流导向鼻中隔,减少气流对鼻甲的直接冲击,有效率达到 92%。这种手术一期完成,不需再次手术,患者容易接受。

5. 腮腺导管移植手术

腮腺导管移植手术系将腮腺导管移植于鼻腔或上颌窦内,唾液可使窦腔、鼻腔的萎缩黏膜上皮得以湿润。经过一段时间的随访观察，效果良好。手术方法几经改进，最后将腮腺导管开口处做成方形黏膜瓣，以延长导管长度，在上颌窦的前外壁造口后引入上颌窦腔。此手术方法的缺点是进食时鼻腔流液，且易发生腮腺炎。

6. 中鼻甲游离移植手术

聂瑞增报道治疗鼻炎、鼻窦炎、继发萎缩性鼻炎的病例，对有中鼻甲肥大而下鼻甲萎缩者，将中鼻甲予以切除，将切除的中鼻甲游离移植于纵形切开的下鼻甲内，使下鼻甲体积增大重新隆起。治疗 10 例患者，经 0.5～4 年的随访观察，患者症状消失或明显减轻，效果满意。

7. 上颌窦黏膜游离移植术

日本学者石井英男报道对萎缩性鼻炎患者先行唇龈沟切口，将上颌窦前壁凿开，剥离上颌窦黏膜并形成游离块，然后将下鼻甲黏膜上皮刮除，将上颌窦游离黏膜块移植于下鼻甲表面。经过对患者的随访观察，大部分患者症状改善。

8. 带蒂上颌窦骨膜-骨瓣移植术

Rasmy 介绍应用上唇龈沟切口，在上颌窦前壁凿开一适宜的上颌窦前壁骨膜-骨瓣，将带骨膜蒂移植于预制好的鼻腔外侧壁黏膜下术腔。使鼻腔外侧壁隆起，以缩小鼻腔，但在分离鼻腔外侧壁黏膜时，应注意防止黏膜破裂。15 例手术后随访，13 例鼻腔外侧壁隆起无缩小，2 例缩小 1/4，干燥黏膜也趋于湿润，并渐恢复为假复层柱状纤毛上皮。

9. 带蒂唇龈沟黏膜瓣下鼻甲成形术

张庆泉报道应用上唇龈沟黏膜瓣下鼻甲成形术治疗萎缩性鼻炎。先在上唇龈沟做带眶下动脉血管蒂的唇龈沟黏膜及黏膜下组织瓣，长 2～5 cm，宽 1 cm，黏膜瓣的大小要根据鼻腔萎缩的程度来定。因为蒂在上方，所以黏膜瓣为两个断端，内侧端稍短，外侧端稍长，蒂长约 2 cm，宽约 1 cm，蒂的内侧要紧靠梨状孔，在鼻阈处做成隧道，隧道内侧端在下鼻甲前端，然后在下鼻甲表面做约 2 cm 的纵行切口，稍做分离，使之成"V"形，将预制好的带蒂黏膜瓣穿经鼻阈处隧道，移植于做好的下鼻甲的"V"形创面上，使下鼻甲前端隆起，鼻腔缩小。这种手术方法，不仅缩小了鼻腔，还增加了鼻腔的血液循环，使鼻腔血流明显增加，萎缩黏膜营养增加，明显改善了临床症状，报道 20 例 33 侧，经过 4 年的随访观察，痊愈 18 例，好转 2 例。从症状消失的时间来看，鼻干、头昏和头痛、咽干等症状术后最先减轻或消失。术后鼻塞暂时加重，约 15 天后渐有缓解。术后鼻臭即有减轻，但完全消失需 1～3 个月。痂皮消失时黏膜渐变红润、潮湿，分泌物渐有增多。咽喉部萎缩情况恢复早于鼻腔。嗅觉减退者多数恢复较好，嗅觉丧失者多不能恢复。术前术后鼻血流图显示在术后短期无变化，6～12 个月复查鼻血流好转。术前术后鼻腔黏膜上皮变化显示，术后1～2年鼻腔黏膜均不同程度恢复为假复层柱状纤毛上皮。

10. 交感神经切断术

切断交感神经纤维或切除神经节以改善鼻腔黏膜血液循环。有人主张切断颈动脉外膜之交感神经纤维、切除蝶腭神经节，亦有提倡切除星状交感神经节者。这些手术操作复杂，效果亦不满意，故临床很少采用。

临床耳鼻咽喉科学新进展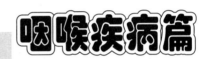

第九章 咽喉部外伤性疾病

第一节 咽外伤

咽外伤是指咽部受到外力作用或因高温、化学物品灼伤等造成的损伤。

由于咽和气管、食管、颈部血管、神经、甲状腺等解剖关系密切，所以咽部的损伤不仅可使重要大血管及神经损害，还影响呼吸及吞咽功能，属广泛、复合的致命创伤，需急诊处理、抢救。

咽部外伤一般分两种，即灼伤和机械性损伤。灼伤可分热灼伤和化学灼伤。机械性损伤可为切割伤、火器伤等。咽作为呼吸和吞咽的共同通道，误进烫热的饮食或吸入高热的空气，均可造成咽喉烫伤，除了局部症状外，还可引起全身复杂的病理变化和中毒症状，甚至危及生命，必须早期诊断，及时治疗。小儿缺乏生活知识，喜动，所以咽烫伤绝大多数发生于儿童，成人则较少见，或是以自杀为目的有意饮化学品。机械性损伤则多发生于成人。

中医学对损伤致病的认识有悠久的历史，明代王肯堂《证治准绳》中已有对喉割伤用手术缝合的记载，其后《外科正宗》《伤科补要》《救伤秘旨》等医著均载有喉外伤或自刎的内外治疗。

一、病因病理

（一）西医病因病理

1. 咽灼伤

咽灼伤绝大多数发生于儿童。小儿自己误进烫热的饮食，是造成咽烫伤的主要原因。由于儿童保护性反射不健全，口腔黏膜对热的抵抗力弱，当其吸饮沸水或吃热食物后，不会立即吐出，因疼痛及惊恐哭闹，反而咽下，造成咽热灼伤。成人误饮各种化学品导致咽灼伤。咽灼伤后，病理表现为黏膜弥漫性充血，继之水肿，受伤黏膜表面形成坏死性假膜或痂皮。严重灼伤，可致黏膜深度坏死，导致瘢痕性结缔组织增生，造成咽喉部疤痕狭窄、变形。由于食物在咽生理狭窄区停留时间相对较长，所以，在舌腭弓、悬雍垂、会厌舌面、杓状软骨及其皱襞、环后等处损害多较严重。

2. 切割伤

咽部切割伤指因锐利器具所引起的咽与颈等外部相通的损伤，包括有刺伤、切伤和割伤。多见于工矿爆破时不慎为碎片击中，或车间工作时为爆裂物击伤；交通事故中，咽部被玻璃、铁器等撞伤；斗殴中的锐器伤，或有意用刀剪自杀。切割伤在部位和深度上，虽有差异，但都是线状伤。

在刎颈患者中，相当一部分属咽外伤，据统计，刎颈切口位于舌骨以上者为 2.5%～7.4%，在甲状舌骨平面为 26.8%～53.3%。

3. 火器伤

咽部火器伤包括枪弹伤和火器爆炸所导致的咽部损伤。枪弹伤一般为贯穿伤，范围较局限，损伤较小。而爆炸伤常伴有颈部组织广泛损伤，破坏范围较广，且周围的树皮、泥土等污物，亦随着弹片进入伤口，极易感染。

（二）中医病因病机

各种原因所致的咽损伤，其共同的病机为脉络受损，气滞血瘀；若染邪毒，则可致热毒壅盛。

二、临床表现

（一）咽灼伤

咽灼伤的损伤程度，视食物的温度、数量和作用时间而定。

伤后即出现口腔和咽喉疼痛，吞咽疼痛，咽下困难，流涎，咳嗽，如伴有喉头水肿，则出现声嘶及呼吸困难。全身症状可见精神不振、倦怠、思睡、食欲很差、体温升高以及程度不等的中毒症状。局部检查见软腭、扁桃体、悬雍垂、咽后壁和会厌舌面红肿、糜烂、有水泡或表面形成白膜。轻度灼伤无继发感染者，1 周内白膜自行消退，伤面愈合。重度灼伤者在 2～3 周后，因瘢痕粘连而致咽喉狭窄，甚至闭锁。

（二）切割伤

1. 出血

如未伤及大血管，流血常不多；如颈血管与咽部同时受伤，则出血较多。

2. 皮下气肿

皮下气肿较常见。受伤后，空气遂进入皮下，造成皮下气肿，并可扩展至胸部，或进入纵隔。严重者，可压迫肺部和心血管，造成呼吸、循环衰竭。咳嗽时皮下气肿加重，有捻发音。

3. 呼吸困难

造成呼吸困难的因素是多方面的：①外伤后出血较多，血液可进入气管，造成窒息。②伤及颏舌骨肌，易使舌面后坠，造成呼吸困难。③合并喉软骨的脱位，或损伤、喉水肿，可发生呼吸困难。

4.继发感染

颈咽贯通伤后，由于大量唾液流入伤口，极易继发感染，进一步可导致颈深部感染，引起蜂窝组织炎、咽旁脓肿或咽后脓肿。若舌骨上方受损伤，可并发脓性颌下炎。甲状舌骨膜处的切割伤，可伤及会厌，导致会厌炎、会厌脓肿，后期则可伴有软骨膜炎、软骨坏死、关节炎、关节固定、声带瘫痪、咽喉瘢痕狭窄等症状。

5.其他

包括伤口流涎、疼痛、吞咽困难、咳嗽、声音嘶哑等症状。

（三）火器伤

枪弹造成的咽部损伤可分为枪弹穿透伤和非穿透伤。穿透伤在咽部仅留下弹道痕迹，如未伤及血管，一般无大危险，患者仅感伤口灼痛，如不继发感染，伤口可自行愈合。非穿透伤，在咽部除有伤口外，还有子弹存留，临床表现与子弹存留的部位有关。

火器爆炸所致的咽外伤，常合并颈部大血管损伤，大出血可导致死亡，或形成动脉瘤。由于弹片、异物进入伤口或存留咽部，极易感染化脓，形成瘘管、咽旁脓肿或咽后脓肿。患者可有体温升高、吞咽疼痛、呼吸困难等表现。

咽部外伤还可以引起颈内动脉血栓形成，出现神经系统症状。其发病机制可能是由于直接外伤撕裂，或血管壁突然被牵拉引起颈内动脉内膜及中层损伤后继发血栓形成。

三、实验室与其他检查

（一）切割伤

切割伤合并皮下气肿，可拍颈部、胸部 X 片，观察气肿病变。

（二）火器伤

间接喉镜、食管镜检查，可以帮助了解损伤的范围和深度。颈、咽部摄片，有助于了解异物的大小、数量以及部位，并可观察咽部有无气肿、软组织感染、邻近器官损伤的情况等。

四、诊断与鉴别诊断

（一）诊断要点

1.西医诊断

（1）病史：有咽部受到撞击、挤压、切伤、刺伤、枪伤及灼伤等外伤史。

（2）临床症状：因受伤轻重不同而出现不同程度的症状，如疼痛、出血、声音嘶哑、吞咽困难、皮下气肿等。严重者可出现外伤性或出血性休克。咽灼伤可使黏膜产生充血、水肿、糜烂等，甚至出现高热和中毒症状。

（3）检查：颈部可有形态不一的伤口，或颈部常有皮下出血，如有皮下气肿可局部摸到捻发感及听到捻发音；骨折者可触及软骨碎块；咽灼伤者，口腔、鼻腔和咽、喉部黏膜急性充血、水肿，严重者表面覆盖白色膜性物。X线拍片可显示软组织肿胀和骨折部位，协助诊断。

2. 中医辨病与辨证要点

（1）辨病要点：结合病史、症状及检查一般不难诊断。

（2）辨证要点：皮下青紫，咽部疼痛，为气滞血瘀之证；咽伤口外露，红肿疼痛，黏膜肿胀，为热毒壅盛之证。

（二）鉴别诊断

咽部外伤根据病史、症状、咽检查、颈咽X摄片等，诊断多无困难。但有时病史不详，咽灼伤二度咽黏膜见坏死性假膜或痂皮，如出现声嘶、呼吸困难应与咽白喉、喉气管异物相鉴别。

五、治疗

（一）中医治疗

1. 辨证论治

咽外伤是咽喉科急重症，临床时应注意观察损伤范围、程度及病情变化，对症进行急救处理。

（1）气滞血瘀。①主要证候：皮下青紫，咽喉疼痛。②治法：活血通络，行气止痛。③方药：桃红四物汤加减。以桃红四物汤活血祛瘀止痛，可加香附、延胡索行气消肿而止痛。

（2）热毒壅盛。①主要证候：咽伤口外露，红肿疼痛，黏膜肿胀，声嘶或失音，呼吸、吞咽困难。②治法：泄热解毒，消肿利咽。③方药：清咽利膈汤加减。可加赤芍、丹皮等活血消肿。

2. 外治法

（1）含漱：咽灼伤者，应保持口腔清洁，可用生理盐水含漱。

（2）清创缝合：对于开放性咽部外伤，应及时行清创缝合，有骨折时应进行复位，尽量保留软骨碎片和撕碎的黏膜并使其复位。

（3）气管切开：出现喉阻塞时应及时进行气管切开，保证呼吸道通畅。

3. 针灸疗法

咽疼痛甚者，可行针刺止痛。主穴：合谷、内庭、曲池；配穴：天突、少泽、鱼际。针刺，用泻法，留针10～30分钟。

（二）西医治疗

1. 治疗原则

（1）咽灼伤：凡咽灼伤均做急诊处理。对二、三度咽喉灼伤患者，则需住院治疗,密切观察有无呼吸困难和全身中毒症状,并做及时处理。治疗处理包括局部处理,控制和预防感染,呼吸困难的治疗及全身的辅助治疗。

(2)切割伤、火器伤:以止血、解除呼吸困难、防治休克、抗感染为原则。

2. 治疗措施

(1)咽灼伤。

局部处理:保持口腔清洁,预防感染,促使创面黏膜早日愈合。①中和治疗:如误饮各种化学品导致咽灼伤,在发病1～2小时内就诊时,可用中和疗法,以减轻毒物吸收。酸性物用镁乳、氢氧化铝凝胶、生鸡蛋白、牛奶、植物油中和。禁用碳酸氢钠,因为产气,有碍呼吸。碱性物用食用醋或淡醋酸中和,但2小时后禁用中和,因毒物已吸收。②次碳酸铋片:研粉喷洒于咽喉部,开始每2～3小时1次,2日后改为每日3～4次。铋剂敷于创面,有吸收、干燥和防腐作用,可保护创面,并防止继发感染。③黏膜润滑剂:如橄榄油或食油,吞服,对创面亦有润滑和保护作用。④防腐剂:局部可搽布紫草油或龙胆紫。

控制和预防感染:咽灼伤后,因局部黏膜受损发生炎症坏死,极易继发细菌感染;同时,由于分泌物增加,且不易咳出,易发生严重的气管、支气管和肺部的感染。及时应用足量、有效的抗生素对控制和预防感染极为重要。

呼吸困难的处理:要掌握咽灼伤合并呼吸困难的规律。一般情况下,灼伤愈重则呼吸困难出现愈早,呼吸困难最严重程度多在灼伤12小时以内。故呼吸困难出现在灼伤12小时以内的病例,其呼吸困难多属进行性的,应根据病情,及早施行气管切开术。若呼吸困难发生在灼伤12小时以上,虽呼吸困难较显著,但大多不再发展,可暂严密观察。若就诊时已超过24小时,呼吸困难轻微或已有好转,而咽灼伤也较轻,则可在门诊观察治疗。

激素有预防和消退咽水肿的作用,对咽灼伤患者有良好效果。由于激素的应用,已大大降低了需气管切开的病例数。

全身的辅助治疗包括清热解毒、补充液体、输血、防治休克、增加维生素、注意营养等对症治疗。

(2)切割伤。①止血:伤口有活动性出血的,应立即予以止血处理。大出血的紧急处理方法:用手指压迫颈动脉区,查清活动出血点,用止血钳止血并结扎之。对出血过多者,立即输血补液。②解除呼吸困难:对有严重呼吸困难,发生窒息的患者,应立即用吸引器吸出呼吸道内的分泌物、血液和异物,保持呼吸道通畅。待病情稳定后,再行气管切开术。③防治休克:患者由于失血过多,血压降低,应及时予以输血、补液,以防止休克发生,对已发生休克的,应积极抗休克治疗。④伤口处理:在确保呼吸通畅的前提下,对伤口进行清创缝合。正常的组织应尽可能保留,咽壁黏膜应尽量拉拢缝合,缝合时应注意采取黏膜下缝合,逐层关闭伤口，消灭死腔。术后给予鼻饲，以减少吞咽活动，利于伤口的愈合。⑤抗感染：大剂量、有效的抗生素的应用，对预防感染是非常必要的。由于咽喉易合并厌氧菌感染，需在抗生素应用的同时，加用抗厌氧菌感染的药物，如灭滴灵。对已形成局部感染、脓肿，应及时切开排脓。颈部大血管丰富，注意勿损伤大血管。

（3）火器伤。火器伤及咽部的治疗与切割伤的处理治疗措施基本相同。咽部火器伤视创腔污染情况，酌用破伤风抗毒素或类毒素注射，应皮试。

六、临床思路

（1）咽灼伤患者，应仔细追问病史，饮用何物及性质、量，对治疗极有帮助作用。

（2）咽部切割伤、火器伤检查伤口情况时，注意防止休克，检查包括口腔及颈部外伤情况，充分估计损伤程度及严重性。咽外伤要注意呼吸情况，有呼吸困难，随时准备气管切开术。

（3）咽外伤缝合伤口要注意爱护组织，正常组织尽量保留，保护咽的生理功能。

（4）咽灼伤除损伤咽、喉外，还可同时伤及食管，合理应用抗生素和激素，以免咽喉食管瘢痕形成，造成狭窄，影响功能。因而在咽外伤检查治疗过程中不能单纯做咽部处置，应当做全面检查，不仅当时要妥善治疗，而且要考虑后遗症问题。后期如形成瘢痕狭窄，要行扩张术。

七、预后与转归

咽外伤程度较轻者，如治疗及时，一般预后较好。如果损伤较重，特别是咽喉食管瘢痕形成，造成狭窄，会影响呼吸或吞咽功能。

八、预防与调护

（1）注意自我保护，提高防范意识。
（2）咽外伤后应注意少讲话，使咽部休息。
（3）吞咽困难者可鼻饲喂食。
（4）对休克的患者按照休克的原则护理。
（5）对于开放性伤口，注意观察，按时换药，防止感染。

第二节　开放性喉外伤

开放性喉外伤指颈部皮肤、软组织有伤口与喉腔相通的喉外伤（图9-1），常累及喉软骨、软骨间筋膜及喉黏膜。常见的原因有切伤和刺伤、爆炸裂伤、勒伤及撞击伤等。受伤部位常发生于甲状软骨、甲状舌骨膜、环甲膜及气管，而环状软骨则较少见，伴有甲状腺损伤亦不少。严重者可多处同时受伤。

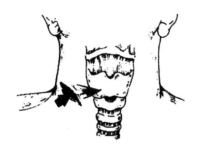

图 9-1　喉穿破伤

一、临床表现

开放性喉外伤的临床表现因创口的深浅、范围而异。

（一）出血

严重的出血常是损伤喉动脉、面动脉舌下支、甲状腺动脉或甲状腺组织。如颈部动脉受伤大出血易出现休克、死亡。若静脉被切断、破裂，出血较多，且可形成气栓。无大血管损伤者，常有血痰伴呼吸而喷出。

（二）皮下气肿

皮肤伤口与喉伤口不在同一位置，咳嗽时空气由喉裂口进入颈部软组织，而造成皮下气肿，可扩展到面、胸、腹部。

（三）呼吸困难

由于喉软骨骨折、喉腔变形、伤口组织塌陷或黏膜肿胀；血液流入下呼吸道内；气管外伤或气胸等而引起呼吸困难。

（四）声嘶或失声

声带损伤或喉返神经、环杓关节脱位或喉腔开放引起声嘶或失声。

（五）吞咽困难

因外伤后咽、喉痛使吞咽障碍；喉咽、梨状窝或食管受累而出现吞咽困难。

（六）颈部伤口

伤口形态与致伤原因有关，刀伤时伤口大、整齐，常为单一伤口。尖锐器伤皮肤伤口小，伤口深及常有多个。有严重皮下气肿。铁丝、电线等勒伤，伤口细小，仅有皮肤少许渗血；枪伤一般为贯通伤，颈部伤口小局限；爆炸伤伤口边缘不整，常有异物停留于组织内。

二、检查

（一）出血量及活动性出血的来源

应诊时首先用有效的方法止住活动性出血，并根据血液的性状、出血的动态和预计出血量等初步判断可能损伤的组织。只有做好良好的照明及抢救准备，才能探测伤口。一般说来，颈部大动脉受伤，多在现场死亡。患者能送来院急诊，说明还有抢救机会。

（二）伤口的位置及范围

明确伤口的位置及喉气管的关系，检查伤口与气道相通是否顺畅，如有组织层覆盖或不完全覆盖，会加重皮下气肿。

（三）全身状况

全身状况包括患者的生命体征，如呼吸、脉搏、血压等。

（四）辅助检查

在病情许可下，通过喉 CT 检查、内镜检查，确定有无合并食管损伤、喉咽损伤、甲状腺及颈部大血管等损伤。

三、治疗

（一）保持呼吸道通畅

自伤口处插入气管插管或带气囊的 Y 形气管套管，并打胀气囊，防止血液流入下呼吸道。必要时应行环甲膜切开或气管切开。在野外，可在原开放的瘘道或稍加扩大后放入气管套管或中空导管应急，然后才进一步检查。

（二）止血及抗休克

颈部外伤时大出血有原发性及继发性两种，危害性极大，因此在建立呼吸道通路时应同时行止血措施。急救时，颈部用环行绷带紧包扎止血会影响脑部供血，结扎血管止血需具备一定的条件。填塞压迫是简单有效的止血方法，待患者情况好转或在有条件的地方再行血管结扎手术。在无条件行进一步抢救时，切勿取填塞物，以免引起大出血。

出血剧烈，填塞物无效时，应用于压迫止血及防止气栓形成，同时行颈部血管探查术。将皮肤伤口向下扩大，在近心端将受伤之颈内静脉结扎。动脉裂口可用细丝线缝合，或行血管吻合术。而结扎颈总动脉、颈内动脉只在最后为挽救患者生命时才采用。

（三）喉损伤的处理

根据受伤部位及范围，采取不同的处理方法。

1. 舌骨上损伤

伤口切断舌骨上肌群，直到咽腔，或切断会厌游离缘。手术时应将伤口拉开，间断缝合修复咽腔黏膜，再逐层缝合舌骨上肌群。注意舌下神经及舌动脉有否受伤。缝合后不需要放置喉模。

2. 甲状舌骨膜

受伤机会较多。切口经过会厌前间隙，可横断会厌，如小块会厌游离可切除。如会厌根部断离，应将会厌根部拉向前缝合，以免引起呼吸困难。缝合原则是分层对位缝合，以恢复原有功能，不需留置喉模。注意保护未断离的喉上神经。

3. 甲状软骨中上部

常损伤喉内的声带、杓会厌襞和室带。缝合时应尽量保留喉腔黏膜，并复位缝合。将会厌拉向前缝合，留置喉模 3 个月左右。

4. 甲状软骨中下部

在该处除损伤声带外，易损伤喉内肌、杓状软骨和环状软骨，可导致环杓关节脱位，严重影响声带活动。严重外伤者，可伤及下咽，甚至咽后壁。缝合时应注意声带黏膜复位及将两侧声带尽量恢复到同一平面，尽量保留软骨，如为小块已游离无软骨膜附着的软骨，估计难以成活者，应及时取出。对位缝合甲状软骨板，喉腔内放置喉模 3~6 个月。

5. 环甲膜

如损伤仅及环甲膜，气管切开后单纯缝合即可。如伤口深可伤及环杓关节、环状软骨，甚至喉咽、气管入口及椎前筋膜等。应行低位气管切开后，分层缝合，留置喉模 3~6 个月。

6. 气管

由于伤及颈部气管时，常累及甲状腺、食管及喉返神经。如伤及气管旁的大血管，患者常来不及就诊已死亡。手术时可用丝线将气管对位缝合，食管伤口分层缝合。如能找到离断喉返神经断端可即行吻合或后期处理。缝合后可放置 T 形管或镍钛记忆合金支架支撑 3~6 个月，以防狭窄。食管损伤者术后应停留胃饲管。

7. 喉大范围缺损

应尽量按其解剖结构修复，以恢复其呼吸及发声功能。临床常用于修复的材料和方法有以下几种。

（1）会厌组织：将会厌自前间隙处分离后，向下牵拉，修复喉腔前面或左右前外侧面，留置喉模 2 周左右。该方法取材容易，方法简便，会厌的支架作用好，修复效果好。患者呼吸功能良好，大多数均能拔管。但患者在短期内有呛咳，特别是进食流质时，一般在 3 个月左右好转。

（2）颈前带状肌：可用单侧单蒂或双蒂、双侧单蒂或双蒂胸骨舌骨肌瓣翻转缝合，修复喉前外侧壁。此法除取材容易、简便外，可同时修复喉的侧壁及前壁，但支架作用稍差，术后发声较差，需留置喉模 1～3 个月，如仍有狭窄，需再次置入喉模。

（3）舌骨肌瓣：取适当长度的舌骨，保留骨膜及附着的胸骨舌骨肌，将舌骨缝于缺损的喉前壁或外侧壁，并放置喉模 3～6 个月。此法的支架作用好，适用于损伤范围小的病例。术中应注意保留舌骨膜，同时舌骨及附着肌肉不能短于 1.5 cm，否则舌骨易缺血坏死，令修复失败。

（4）全喉重建术：严重的喉外伤，尽管喉体碎裂也要灵活运用各种重建技巧，重建呼吸通道，以期达到患者伤愈后能经口呼吸和保持语言能力。不能因为伤后喉解剖结构紊乱，自己能力所不能及，而草率地将残余喉组织剪除。如因爆炸全喉缺失，应急处理可形成颈前气管造口，日后才行Ⅱ期发音重建术。

（5）联合修复：常用于并有喉外器官严重损伤，如颈前皮肤大范围缺损、下咽部或颈段食管损伤等。常用的有胸大肌皮瓣、颈阔肌皮瓣及胸锁乳突肌皮瓣，吻合血管的肱桡肌皮瓣、股外侧肌皮瓣等游离皮瓣和肌皮瓣联合修复。

四、喉模的类型和放置方法

喉模是喉气管成形术必用品，使用时应因人选用。现将常用的喉模种类和放置方法介绍如下。

（一）硅胶管

1. 放置方法

取 2 cm 长、外径约为 1.3 cm 的硅胶管将上端缝合（减少误吸），选择可起固定作用的双侧甲状软骨板，以粗针头为引导将细不锈钢丝依次穿过一侧皮肤-甲状软骨-硅胶管-对侧甲状软骨板-皮肤，同法在上方处再穿过细钢丝一条。手术结束时将钢丝拉紧，判断管上缘水平略超过损伤区域后，分别用纽扣穿钢丝固定于双侧颈部皮肤外（图 9-2）。

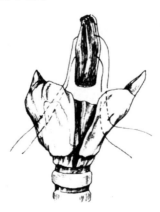

图 9-2　硅胶管喉模固定法

2. 取出方法

喉腔黏膜表麻或全麻下进行。切记先夹住喉模顶端，再剪断颈部固定钢丝，经口腔取出喉模。

（二）T形硅胶管（图9-3）

硅胶管无毒性、对组织刺激轻微，长期佩带无不适感；支撑力较好，不易变形。堵塞T形硅胶管的支管，不影响患者呼吸，自我护理也方便。

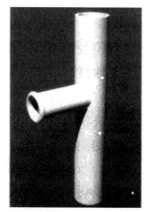

图9-3　T形硅胶管

1. 放置方法

根据患者年龄、身材大小、病变部位和范围，选择合适的规格及裁剪合适的形状和长短（表9-1），管端修剪圆滑平整。放置时支管自气管造瘘口处伸出，上端可达披裂上缘或向前与会厌根部平齐（图9-4）。

表9-1　T形硅腔管规格

规格编号	主管外径（cm）	支管外径（cm）	适用年龄
1	0.8	0.6	幼儿
2	1.0	0.8	儿童
3	1.1	0.9	儿童
4	1.2	1.0	青少年
5	1.3	1.1	青少年
6	1.4	1.2	成年女性
7	1.6	1.4	成年男性

2. T形硅胶管与气管套管联合应用

临床经验表明，T形硅胶管安放后，支管不能长期作为通气道。因为T形硅胶管不配有内套，一旦T形硅胶管的近心端形成痂皮，会影响管腔通畅，出现"活瓣样"的呼吸困难。解决这个问题的方法是，支管适当剪短，以较小号气管套管自支管内放入，使气管套管口突出，T形硅胶管垂直管下缘。按常规气管套管的清洁方法清理内套，我科在临床上常将气管套管和T形硅胶管联合使用，效果颇佳（图9-5）。

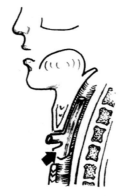

图 9-4　T形硅胶管安放图

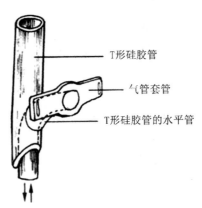

图 9-5　T形硅胶管与气管套管联合应用

3. 拔管方法

沿气管瘘口下缘与T形支管间隙深入细长血管钳，夹住T形主管与支管连接之下部，向上推压支管再向外拉，即可取出。放置气管套管，并堵管观察1周，无呼吸困难可拔管。

4. T形管拔除的时机

（1）Ⅰ型喉外伤有广泛黏膜损伤，戴管2个月左右。

（2）Ⅱ型喉外伤，戴管3～6个月。

（3）Ⅲ型喉外伤，喉软骨破碎内陷者，戴管6～12个月。

（4）重的Ⅲ型及Ⅳ型喉外伤戴管1.5～2年。

（三）乳胶指套喉模

1. 特点

（1）制作方便，可根据患者的年龄、损伤部位及范围制作不同规格的喉模。

（2）喉模柔软，具有一定的支撑作用，又有一定的柔软性。

（3）对创面的摩擦及压迫小，不易生长肉芽。

（4）缺点是不宜长期停放。

2. 制作

剪取消毒手套的示指套，在套内装剪碎或小块状的碘仿纱或海绵，在两端用丝线扎紧（图9-6A），在扎紧处的外端分别缝扎10号丝线两条，指尖端处丝线约30 cm长，另一端长约20 cm。制作后的喉模（适用于成人男性）长5 cm，宽1.5 cm左右。

3. 放置固定

在喉内黏膜复位缝合、软骨复位后，根据患者的年龄、损伤的范围和部位制作合适的喉模。放置固定方法有两种：①颈外固定如图9-6B所示。②鼻腔-颈外固定法：将喉模放入喉腔（指端向上），自一侧鼻腔放入导尿管到喉腔将喉模上端丝线自前鼻孔引出并固定，注意丝线不宜牵拉过紧，以防损伤软腭。下端丝线自气管切开处引出并固定（图9-6C）。

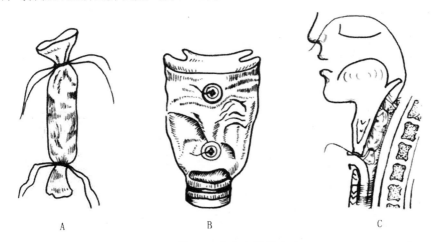

图9-6　指套喉模固定法

A. 指套喉模；B. 指套喉模喉前上下固定法示意图；C. 指套喉模鼻腔-颈部固定法示意图

4. 取出方法及时机

口及喉咽黏膜表麻，将下端固定丝线剪断，在口腔用血管钳夹住上端丝线，在前鼻孔处剪断固定丝线，然后自口腔取出喉模。

一般指套喉模放置时间为2周，因口内有丝线，放置时间长患者感到不适。同时丝线对软腭、鼻腔可造成一定的损伤，因此指套喉模一般用于喉内黏膜外伤。

（四）镍钛形状记忆合金支架

1. 特点

镍钛形状记忆合金作为一种新型材料，已广泛应用于临床各领域。镍钛形状记忆合金在相变区具有形状记忆特性和超弹性，在低温下（0 ℃左右，处于马氏状态）比较柔软，可以变形。将其加热到人体温度时（高温相状态）立即恢复到原来形态，产生持续柔和的支撑力，起到矫形或持续支撑作用。其优良的生物相容性、形态记忆功能、超弹性、耐腐性、耐磨性、无毒性等特征，被称为 21 世纪的新型材料。

记忆合金支架有附膜支架和裸支架。附膜支架可阻止喉黏膜肉芽向支架内生长，放置一段时间后可经直接喉镜下取出。裸支架放置后，喉黏膜可长入网格内，支架与组织相容，起到支撑作用。

2. 放置方法

根据患者情况，选择大小、形状合适的记忆合金支架。将记忆合金放入冰中，冷却缩小后，置入喉腔内，受体温作用金属立刻恢复原状，固定并支撑喉腔。由于裸支架不能取出，放置时不能高于声带水平。所以，受伤部位高于声门水平者不适宜放置裸支架。常规的圆筒网状支架常用于声门下、气管的支撑。声门区的支撑最好用特制的喉模。

3. 取出时间及方法

附膜支架根据患者的受伤程度和范围决定，一般放置 3 个月左右。表麻或气管内麻下，在直接喉镜或支气管镜下取出。

第三节　闭合性喉外伤

闭合性喉外伤是指颈部皮肤无伤口与喉腔贯通的外伤。

一、喉黏膜挫伤、撕裂伤

（一）临床表现

1. 症状

喉部疼痛，以吞咽时更明显，可放射到耳部。由于喉黏膜水肿、黏膜下出血、黏膜撕裂，常有声嘶及咯血现象。如并有环杓关节脱位，声嘶更明显及持续。一般说来，此种类型损伤较少立刻发生呼吸困难，但要注意的是，受伤后数小时才是喉内组织肿胀的明显期。临床医生有此预见性，会减少患者过早脱离医疗监护，突发呼吸困难的危险。

2. 检查

（1）颈部检查：颈部软组织肿胀、淤血。如喉黏膜撕裂伤严重者可发生局限性皮下气肿，严重者气肿可波及到颜面、颏下、胸部等部位。

（2）间接喉镜或光纤喉镜检查：喉黏膜水肿、黏膜下水肿或黏膜撕裂；杓会厌襞移位，声门狭窄或变形等；声带活动受限或固定，喉腔变形或结构欠清等。

（3）喉部 X 线照片、CT 检查：对排除喉支架骨折、环杓关节脱位、手术方案的制订等有较大的价值。

（二）治疗

1. 一般处理

一般处理适用于无呼吸困难的喉外伤。

（1）严密观察病情，做好气管切开准备，一旦出现呼吸困难成立即行气管切开。

（2）令患者安静，少言，进食流质、禁食或鼻饲流质。

（3）早期应用抗生素和皮质激素可减轻黏膜水肿。

2. 外科处理

外科处理包括气管切开及手术探查。

（1）气管切开：对有以下情况者应行气管切开，以策安全。①伤后即出现呼吸困难或呼吸困难呈进行性加重者；②喉黏膜较大范围撕裂伤、持续性咯血者；③就诊时虽无呼吸困难，但有咳血、皮下气肿者，可以做预防性的气管切开。

（2）手术探查：喉裂开后，将撕裂的黏膜缝合（图 9-7）或将黏膜下血肿刮除，尽量保留黏膜完整，内置喉横 2 周，以防止喉狭窄。

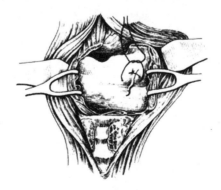

图 9-7　喉内黏膜缝合

二、喉软骨支架骨折

喉软骨支架骨折所受的外来暴力较喉黏膜挫伤及裂伤要大得多，是严重的喉外伤。闭合性喉外伤以甲状软骨、环状软骨骨折多见，而顿挫挤压伤引起喉气管断裂分离常见于多发性的损伤中。这些损伤难免伴有喉黏膜撕裂伤。

（一）临床表现

1. 皮下气肿

喉内黏膜撕裂，气体进入颈部皮下，可扩展到全颈、颏下、面颌或纵隔等。

2. 咯血

轻者可痰中带血，重者出现较大量的咯血，频频咳嗽使皮下气肿加重。

3. 呼吸困难

喉软骨骨折，特别是环状软骨骨折，使喉腔失去正常的支撑而变形，加上喉黏膜水肿、血肿及出血等因素，而出现喉阻塞。

4. 声嘶

喉软骨骨折或关节脱位使声带位置发生改变；喉黏膜水肿或血肿、黏膜撕裂致声带形态改变；喉返神经麻痹或环杓关节脱位使声带活动受限或固定，而出现声音质量改变。

5. 疼痛

说话或吞咽时疼痛明显，疼痛有的向耳部放射。

6. 吞咽困难

患者可因疼痛而产生吞咽困难，但应注意并发食管损伤。

（二）检查

（1）颈部肿痛、皮下淤血及皮下气肿。皮下气肿的始发位置可为损伤的部位提供参考依据；闭合性喉气管损伤时，皮下气肿进展很快。

（2）喉体正常轮廓不清，甲状软骨扁平，环状软骨弓消失，可扪及错位的软骨。在气管离断时。由于舌骨上肌群的牵拉，可使喉体上移。

（3）喉腔形态的观察：对检查合作的患者，间接喉镜观察下咽、喉部常是确诊的一项重要手段。纤维喉镜有视野清楚、光线明亮，对损伤范围和程度判断较准确及对病者损伤小等优点，特别对检查不合作、张口受限或特殊体位者更为适合。直接喉镜检查有加重损伤的可能，不宜作为首选，但对已建立有效气道，又无颈椎及颈部并发症者，应不属禁忌。随着纤维镜的普及应用，它的损伤小、观察全面等优点已被广泛接受。为此，传统的直接喉镜检查临床逐渐少用。外伤时喉腔形态有黏膜暗红、水肿，黏膜下血肿、黏膜裂伤、声门变形、声带活动受限或固定、喉软骨暴露等征象。

（4）喉部 CT 是一种非损伤性检查，其结果是选择治疗方法的重要依据。它有助于查明喉软骨的破坏程度、环杓关节运动情况以及内镜难以发现的喉内软组织改变。尽管如此，传统的喉部 X 线正侧位片、体层照片等临床仍有采用价值。但必须指出，喉部的影像学检查应在呼吸道通畅及病情许可时进行。

（5）注意并发颈部钝挫伤或颌面部骨折、颈椎骨折及胸部损伤等。

（三）治疗

（1）迅速建立有效呼吸通道，防止窒息。

（2）软骨骨折复位及修复喉软骨骨折的整复应尽早进行，在致伤后 2 小时内采取妥善的治疗措施，对预防并发症、保存喉功能甚为重要。

扩张法软骨复位：指单纯骨折、喉腔声门轻度变形，但无呼吸困难，但当喉内血肿及黏膜水肿消退后，发现骨折移位对发声和呼吸有一定影响。对此型病例主张早用扩张法复位治疗，可取得很好的治疗效果。复位可在直接喉镜下、气管镜下进行。方法：气管切开后，全麻下在直接喉镜或气管镜下进行手法复位。复位后可经喉放入喉模，1 周后取出。亦可不放喉模，3 天后再复位一次。

喉裂开软骨复位：Cherian 总结了 30 例喉外伤病例后提出，喉外伤患者在 7 天内行外科手术治疗者 94％预后良好，而 7 天以后者治疗效果差，预后不良。适应证：①喉黏膜撕裂、软骨暴露、明显移位的骨折、声带固定。②伤后不久即出现呼吸困难。③伤后持续咯血，颈部广泛皮下气肿呈进行性。④直接喉镜或气管镜下复位不成功者。方法：喉裂开后，将折断的软骨片整复，软骨膜完整者，对位缝合软骨膜（图 9-8）；软骨膜缺损者，可直接缝合软骨断缘固定。喉内软组织复位，将黏膜缝合。如黏膜缺损大，不能缝合，可用会厌黏膜、鼻腔游离黏膜修复，或将杓会厌皱襞黏膜向内拉拢修复，具体应根据损伤范围及部位而定，然后放置喉模 3～6 个月。如喉支架破坏或缺失严重，实在难以完整修复，在手术时亦应围绕恢复、发音和防止误咽等功能设计手术方案，以期保持患者的生活质量。

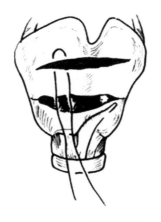

图 9-8　甲状软骨缝合

喉气管断裂者，其皮肤可有或无伤口，远端可缩回至胸腔，患者立即有咯血、呼吸困难、皮下气肿。此时应立即颈部切开，将远端牵拉向上与近端吻合固定，并放置支撑喉模。因此类损伤常累及双侧喉返神经，出现声带麻痹，术中应做低位气管切开，有条件可同时行神经吻合。如效果不佳或术时因特殊情况不能行神经吻合时，术后观察声带运动半年内未恢复，再按声带麻痹处理，如抢救现场无条件进行喉、气管吻合时，应将远端固定于颈部，非放置气管套管或气管插管。

第十章　咽部普通炎性疾病

第一节　急性鼻咽炎

急性鼻咽炎是鼻咽部黏膜、黏膜下和淋巴组织的急性炎症，好发于咽扁桃体。在婴幼儿较重，而成人与较大儿童的症状较轻，多表现为上呼吸道感染的前驱症状。

一、病因

致病菌主要为乙型溶血性链球菌、葡萄球菌，亦可见病毒与细菌混合感染病例。受凉、劳累等因素致使机体抵抗力下降是其诱因。

二、临床表现及检查

婴幼儿患者全身症状明显，且较重。常有高热、呕吐、腹痛、腹泻及脱水症状，有时可出现脑膜刺激症状，严重时可出现全身中毒症状。而局部症状为鼻塞及流鼻涕，且多在起病后数天出现。鼻塞严重时可出现张口呼吸及吸乳困难。鼻涕可为水样涕，亦可是黏脓性。成人及较大儿童，全身症状不明显，而以局部症状为主，如鼻塞及流水样涕或黏脓性涕，且常有鼻咽部干燥感或烧灼感症状，有时有头痛。

检查：颈部淋巴结可肿大并有压痛。口咽部检查可见咽后壁有黏脓自鼻咽部流下。鼻咽部检查显示黏膜弥漫性充血、水肿，多以咽扁桃体处为甚，并有黏脓性分泌物附着。婴幼儿因检查难以配合，鼻咽部不易窥见。

三、诊断

成人和较大儿童，由于局部症状明显，检查配合，在间接鼻咽镜及纤维鼻咽镜下较易看清鼻咽部病变情况，故诊断不难。而在婴幼儿，多表现为较重的全身症状，早期易误诊为急性传染病及其他疾病，待局部症状明显时才考虑到此病。故婴幼儿出现鼻塞、流鼻涕且伴有发热等全身症状时，应考虑到本病的可能。颈部淋巴结肿大和压痛有助于诊断。

四、并发症

该病可引起上、下呼吸道的急性炎症，咽后壁脓肿及中耳炎症。在婴幼儿可并发肾脏疾病。

五、治疗

采用全身及局部治疗。根据药敏试验结果选用相应抗生素或选用广谱抗生素全身应用，对病情严重者，须采取静脉给药途径，足程足量，适当应用糖皮质激素，以及时控制病情，防止并发症的发生。另外支持疗法的应用：如婴幼儿须卧床休息，供给新鲜果汁和温热饮料，补充维生素以及退热剂的应用等。局部治疗多用 0.5%～1% 麻黄碱、0.05% 羟甲唑啉及 3% 链霉素滴鼻剂或其他抗生素滴鼻剂滴鼻，以便使鼻部分泌物易于排出，使鼻塞症状改善，抗生素药液易流到鼻咽部，达到治疗目的。另外局部涂以 10% 弱蛋白银软膏亦可减轻症状。如本病反复发作，在已控制炎症的基础上可考虑行腺样体切除术。

六、预后

成人和较大儿童预后良好。婴幼儿患者可因其并发症或全身中毒症状过重而有生命危险。

第二节　慢性鼻咽炎

一、病因

慢性鼻咽炎是一种病程发展缓慢的慢性炎症，常与邻近器官或全身的疾病并存。急性鼻咽炎反复发作或治疗不当，鼻腔或鼻窦炎症时分泌物刺激，鼻中隔偏曲，干燥及多粉尘的环境，内分泌功能紊乱，胃肠功能失调，饮食无节制等因素，均可能为其诱因。而腺样体残留或潴留脓肿、咽囊炎等可能使鼻咽部长期受到刺激而引起炎症。慢性鼻咽炎与很多原因不明的疾病和症状有密切关系：如头痛、眩晕、咽异物感、变应性鼻炎、风湿性心脏病及关节炎、长期低热、牙槽溢脓、口臭及嗅觉消失等。当慢性鼻咽炎治愈后，这些久治不愈的疾病或症状，有时也可获得痊愈或有明显改善。

二、症状与检查

鼻咽干燥感，鼻后部有黏稠分泌物，经常想将之咳出或吸涕，故可频繁咳痰或吸痰，还可有声嘶及头痛等，头痛多为枕部钝痛，为放射痛。检查可见鼻咽黏膜充血、增厚，且有稠厚黏液或有厚痂附着。咽侧索可红肿，特别在扁桃体已切除后的患者，是为代偿性增生肥厚。全身症状不明显。

三、诊断

因病程发展很慢，可长期存在而不被察觉，一般的检查方法难以确诊，而电子纤维鼻咽镜检查不难确诊。Horiguti（1966）建议用蘸有1％氯化锌液的棉签涂软腭的背面或鼻咽各壁，慢性鼻咽炎患者在涂抹时或涂抹后局部有剧烈的疼痛，并有少量出血，或可提示较固定的放射性头痛的部位，也可确诊。如软腭背面的疼痛向前额部放射；鼻咽后壁的疼痛向枕部放射；鼻咽顶部的疼痛向顶部放射；下鼻道后外侧壁的疼痛向颞部放射。

四、治疗

找出致病原因，予以病因治疗。而加强锻炼，增加营养，多饮水，提高机体抵抗力更为重要。局部可用1％氯化锌液涂擦，每日1次，连续2～3周。应用5％～10％硝酸银涂抹鼻咽部，每周2～3次。还可使用3％链霉素滴鼻剂和油剂（如复方薄荷油滴鼻剂、清鱼肝油等）滴鼻，且可应用微波及超短波电疗等物理疗法，以改善其症状。

第三节　腺样体肥大

咽扁桃体又称腺样体，正常情况下6～7岁时发育最大，但到10岁以后开始萎缩。由于鼻咽部炎症的反复刺激，咽扁桃体发生病理性增生，而引起相应的症状，称咽扁桃体肥大，习称腺样体肥大。

一、病因

鼻咽部及其毗邻部位或腺样体自身炎症的反复刺激，使腺样体发生病理性增生。

二、临床表现

腺样体肥大的主要症状为鼻塞。由于肥大的腺样体堵塞后鼻孔，患者长期张口呼吸，致使面骨发育发生障碍，上颌骨变长，腭骨高拱，牙列不齐，上切牙突出，咬合不良，上唇厚、翘起，鼻翼萎缩，鼻孔狭窄，鼻唇沟平展，精神萎靡，面容呆板，反应迟钝，出现所谓"腺样体面容"。腺样体肥大常并发鼻炎、鼻窦炎，有鼻塞及流鼻涕症状。说话时带闭塞性鼻音，睡觉时可发出鼾声。因分泌物向下流并刺激呼吸道黏膜，常引起咽、喉及下呼吸道黏膜炎症，并发气管炎。肥大的腺样体可阻塞咽鼓管咽口，或反复发炎而并发分泌性中耳炎，导致听力减退和耳鸣，是儿童患分泌性中耳炎的主要原因之一。腺样体肥大对儿童发育有不良影响，主要表现为全身发育及营养状况较差，并有睡眠不足、打鼾、夜惊、磨牙、遗尿、消瘦、低热、贫血、性情烦躁、记忆力减退、注意力不集中等症状。此外，长期呼吸道阻塞、肺换气不足，将引起患儿肺动脉高压和肺源性心脏病，重者可导致右心衰竭。对心理发育的影响除智力差外，还会产生自卑退缩等心理，性格倔强怪异。

三、检查

有上述"腺样体面容"患儿应考虑本病。患儿张口呼吸，口咽检查可见硬腭高而窄，常伴有腭扁桃体肥大。患儿有鼻阻塞症状，前鼻孔镜检查可见鼻腔内有黏性或黏脓性分泌物。对鼻甲大不易检查者，可充分收缩鼻黏膜后进行检查，可经前鼻孔看到鼻咽部红色块状隆起。对能合作的儿童可进行鼻咽镜检查，可见鼻咽顶部和后壁表面有纵行裂隙的分叶状淋巴组织团块，似半个剥去外皮的橘子，纵沟中常有分泌物，肥大显著的咽扁桃体可充满鼻咽腔。也可用纤维鼻咽镜、鼻内镜检查。对患儿可用手指触诊，可触及鼻咽顶部有柔软的块状增生物。鼻咽部侧位 X 线拍片、CT 可协助诊断。

四、鉴别诊断

应与鼻咽部肿瘤相鉴别。如鼻咽血管纤维瘤、颅咽管瘤等。

五、治疗

（一）一般治疗
增强体质和抗病能力，预防感冒。

（二）手术治疗
若保守治疗无效，应尽早行腺样体切除术。

第四节　咽囊炎、舌扁桃体肥大、悬雍垂过长

一、咽囊炎

咽囊炎亦称桑沃地（Thornwaldt）病、鼻咽脓肿或鼻咽中部瘘管。常表现为鼻后部流脓及枕部钝痛。多见于儿童，成年人非常少见。咽囊炎为咽囊的感染，多为腺样体中央隐窝阻塞性炎症所致。

（一）病理与病因

咽囊为胚胎期脊索顶端退化回缩时，咽上皮向内凹陷形成的囊性隐窝。位于鼻咽顶后壁，囊口开口于腺样体中央隐窝下端，囊的大小不一，囊壁为黏膜覆盖。囊的顶端附着于枕骨底部的骨膜上。囊的开口被阻塞时，囊内杯状细胞的分泌物不能排出而形成囊肿；继发感染则成为脓肿；脓肿进一步发展可破裂，则形成化脓性瘘管，前述的众多命名与此有关。咽囊炎多发生于腺样体切除术后，可能与手术后瘢痕封闭隐窝口有关。

（二）症状

主要症状为鼻后部流脓及枕部持续性疼痛。囊腔开放时患者常感鼻咽部有黏脓向下流至口咽部，有臭味，以清晨为多。有时后吸时，可有痂皮及豆渣样物从口咳出。常伴有恶心、咳嗽，易感冒等症状。囊腔闭锁时枕部可出现放射性疼痛，多为持续性钝痛，与蝶窦炎头痛相似，常伴有颈后肌肉发僵，酸痛症状，且头转动时加重。亦可有耳鸣和耳内闷胀感。少数患者可伴有发热。

（三）检查及诊断

对经常鼻后部流脓且伴枕部持续性钝痛的患者（特别是有腺样体切除术史），在排除了鼻腔及鼻窦炎症和鼻咽部肿瘤后，应考虑有咽囊炎的可能。

在间接鼻咽镜下（或电子纤维鼻咽镜）检查鼻咽部，见鼻咽顶部中央圆形隆起肿胀，或呈息肉样变，黏膜充血。在中线处上可见囊口，常有干痂附着，清除后挤压囊口上方有时见脓液流出，用探针很易探入囊内，并可有豆渣样物或干酪样物。

（四）治疗

彻底切除或破坏咽囊内壁黏膜以防复发，是其治疗原则。方法：鼻咽部及口咽部用1％丁卡因表面麻醉，用鼻咽镜充分暴露咽囊，并用咬钳咬去囊口周围组织。可选择下列方法破坏囊壁：①25％～50％硝酸银或25％三氯醋酸烧灼法，每周1次，共3次。②用小刮匙刮除囊壁。③激光术破坏囊壁组织。④可采用鼻内镜下切除咽囊壁黏膜。术前还须鼻腔表面麻醉（鼻腔进路）。此法具有视野清

晰、亮度高、可吸引、损伤小、术后效果良好等特点。⑤若咽囊较大，还可切开软腭，在直视下彻底切除囊壁黏膜，但其损伤较大，目前已较少采用。

若有腺样体肥大，则应该切除腺样体，以利引流。

二、舌扁桃体肥大

舌扁桃体肥大又称慢性舌扁桃体炎。多见于 20～40 岁的青壮年，儿童少见。

（一）病因

常为舌扁桃体炎及腭扁桃体慢性炎症反复发作的结果。临床上可见腭扁桃体切除后，更易出现舌扁桃体肥大的现象，此被认为是舌扁桃体代偿性增生所致。舌扁桃体肥大还与过度烟酒、好用刺激性食物及发声过度有关。

（二）症状

主要为局部刺激症状，如咽异物感、阻塞感，且舌扁桃体较大时，症状明显。为缓解其症状，患者常做吞咽动作。还可有刺激性干咳、声嘶症状。且说话多时，上述症状可加重。若舌扁桃体肥大感染急性发作，可出现吞咽困难或并发舌根脓肿。舌扁桃体肥大有时可无任何症状，仅在检查口腔时发现舌扁桃体肥大。

（三）检查

可直接用压舌板压迫舌部，或在间接喉镜下检查，见舌根部有较多颗粒状淋巴组织隆起，分布于舌根及两侧，可一侧较大或两侧对称。肥大较重时，可占满会厌谷，并向两侧延伸，甚至可与腭扁桃体下极相连。

（四）鉴别诊断

舌扁桃体肥大诊断较易，但应与舌根部良性及恶性肿瘤相鉴别。良性肿瘤如舌根部腺瘤、涎腺混合瘤及舌甲状腺等；恶性肿瘤有淋巴肉瘤或淋巴上皮癌。

（五）治疗

1. 病因治疗

积极治疗腭扁桃体炎及慢性咽炎等呼吸道疾病。禁烟酒、少吃或不吃刺激性食物。

2. 药物治疗

在舌扁桃体局部涂抹 5%～10% 硝酸银或 1% 碘甘油，或用复方硼砂（Dobell）溶液含漱，口服抗生素等，均可缓解其症状。

3. 手术治疗

舌扁桃体肥大较重并引起明显症状者，可施行舌扁桃体切除术。术前用 1% 丁卡因口咽及舌根部表面麻醉，可用舌扁桃体切除刀、圈套器或长弯剪刀切除肥大的舌扁桃体。近来可采用低温等离子射频技术行舌扁桃体消融术，具有安全、痛苦小、出血少、疗效好等特点，值得推广。亦可用电凝固术、激光、微波及冷冻方法进行治疗。

三、悬雍垂过长

正常的悬雍垂与舌根部不接触，由于各种原因使悬雍垂变长，与舌根部接触，称为悬雍垂过长。

（一）病因

悬雍垂症状多系口咽及扁桃体的慢性炎症长期刺激所致；而鼻咽及鼻窦的慢性炎症，因其炎性分泌物由后鼻孔流下，刺激悬雍垂，亦可引起悬雍垂过长。上述原因可使悬雍垂发生慢性炎症，悬雍垂肌发生变性，黏膜可水肿并向下垂，致使悬雍垂变长或有增粗，长期刺激可使其纤维化。另外，可见先天发育异常者，但极少见。

（二）症状

悬雍垂症状多为咽部不适感或异物感，并常有恶心、呕吐，特别是在检查咽部及进食时明显。张大口腔并做深呼吸时（此时软腭上抬，咽峡扩大）异物感可消失，闭口后又出现。患者还常有阵发性咳嗽和声音改变，咳嗽于平卧时较易发生，多为悬雍垂刺激咽后壁所致。少数患者可无任何症状。

（三）检查

悬雍垂较松弛、细长，有时亦较粗，其末端肥大呈球形，与舌根部接触，较长时，软腭上举时也不离开舌根。咽部常有慢性炎症。

（四）治疗

禁烟酒及刺激性食物，在治疗咽部及鼻部慢性炎症的基础上，对于症状显著者可施行悬雍垂部分切除。但不可切除过多，以免术后瘢痕收缩，使其过短，又可影响软腭功能。手术方法：悬雍垂根部黏膜下浸润麻醉，用组织钳挟持悬雍垂下端并向前下牵引，在相当于切口处（横行切口）用血管钳钳夹出一印痕，沿此印痕剪去过长部分。切口斜面向后，以免术后进食时刺激创面引起疼痛。如需切除悬雍垂肌，则先切除多余的黏膜，然后钳住肌肉的顶端，向上分离黏膜，肌肉部分切除后，将黏膜切缘盖住肌肉残端缝合。

第十一章 喉部普通炎性疾病

第一节 急性喉炎

急性喉炎是病毒和细菌感染所致的喉黏膜急性炎症，常为急性上呼吸道感染的一部分，占耳鼻喉科疾病的 $1\%\sim2\%$。此病常继发于急性鼻炎及急性咽炎。男性发病率较高。发生于儿童则病情较严重。此病多发于冬春二季。根据其起病较急，卒然声嘶失声的特点，属于中医"急喉喑""暴喑""卒喑"等症的范畴。

一、病因病机

中医认为本病多由风寒外袭，肺气壅遏，气机不利，风寒之邪凝聚于喉，或风热邪毒由口鼻而入，内伤于肺，肺气不宣，邪热上蒸，壅结于喉，声门开合不利而致。若邪热较盛，灼津为痰，或素有痰热，邪毒结聚于喉咙，气道壅塞，可演变成"急喉风"。

现代医学认为本病发病主要与以下因素有关。①感染：多发于感冒后，先有病毒入侵，继发细菌感染。常见细菌有乙型流感嗜血杆菌、金黄色葡萄球菌、溶血性链球菌、肺炎链球菌、卡他奈瑟菌等。②职业因素：过多吸入生产性粉尘，有害气体（如氯、氨、硫酸、硝酸、一氧化氮、二氧化硫、毒气、烟熏）等。使用嗓音较多的教师、演员、售票员等，如发声不当或用声过度，发病率较高。③外伤异物、检查器械等损伤喉部黏膜，剧烈咳嗽和呕吐等，均可继发本病。④烟酒过多、受凉、疲劳致机体抵抗力降低时，易诱发本病。此外，本病也常为麻疹、百日咳、流感、猩红热等急性传染病的并发症。

二、病理

初期为喉黏膜血管充血，有多形核白细胞及淋巴细胞浸润，组织内渗出液积聚形成水肿。晚期由于炎症继续发展，渗出液可变成脓性分泌物或结成假膜。上皮有损伤和脱落，也可形成溃疡。若未得到及时治疗，则有圆形细胞浸润，逐渐形成纤维样变性，成为永久性病变，且其范围不仅限于黏膜层，也能侵及喉内肌层。

三、临床表现与诊断

（一）症状

急性喉炎多继发于上呼吸道感染，也可为急性鼻炎或急性咽炎的下行感染，故多有鼻部及咽部的炎性症状。起病时有发热、畏寒及全身不适等。

1. 声嘶

声嘶是急性喉炎的主要症状，轻者发音时音质失去圆润、清亮，音调变低、变粗，重者发音嘶哑，严重者只能耳语，甚至完全失声。

2. 喉痛

患者感喉部发痒不适、干燥、灼热、异物感，喉部及气管前有疼痛，发声时喉痛加重，但不妨碍吞咽。

3. 咳嗽多痰

因喉黏膜炎症时分泌物增多，常有咳嗽，初起干咳无痰，至晚期则有黏脓性分泌物，因较稠厚，常不易咳出，黏附于声带表面而加重声嘶。

（二）体征

喉镜检查可见喉部黏膜急性弥漫性充血肿胀，声带呈粉红或深红，间或可见有点状或条状出血，其上可有黏稠分泌物附着。声带边缘肿胀，发音时声带闭合不全，声门下黏膜亦可充血肿胀，鼻及咽部黏膜亦常有急性充血表现。

根据患者症状结合喉镜所见，诊断不难。但诊断时须注意与特异性感染如梅毒、喉结核、喉白喉、喉异物及恶性肿瘤初起相鉴别。

四、治疗

急性喉炎的治疗以中医治疗为主，若病情严重，可配合西医抗生素治疗。

（一）辨证治疗

1. 风寒袭肺

受凉后，卒然声音不扬，甚至嘶哑失声，咽喉微痛、微痒，吞咽不利，咳嗽声重。全身可伴低热、恶寒、头痛、鼻塞流涕，无汗，口不渴。舌淡红，苔薄白，脉浮紧。局部检查见声带淡红而肿胀，喉部黏膜微红肿，声门闭合不全。治宜疏风散寒，宣肺开音。方选六味汤加减。若咳嗽痰多者，可加北杏仁、法半夏以宣肺化痰止咳；伴鼻塞流涕者，可加苍耳子、辛夷以疏风通窍散邪。

2. 风热犯肺

声音嘶哑，甚或失声，喉部灼热感，干咳无痰，或痰少难咯，咽喉干燥微痛。全身可伴有发热、微恶寒、头痛、鼻塞等症。舌边微红，苔薄白或薄黄，脉浮数。局部检查可见喉部及声带充血水肿，表面或有黄白色痰涎，声带活动尚好，但发音时声带闭合不全。治宜疏风清热，利喉开音。方选疏风清热汤加减。

若痰多难咯者，可加北杏仁、瓜蒌皮、天竺黄以清化痰热，宣肺止咳；若咽干明显者，可加天花粉、玄参以生津利喉。中成药用金嗓清音丸、黄氏响声丸。亦可含服健民咽喉片、草珊瑚含片、西瓜霜含片、六神丸、铁笛丸等。

（二）西医治疗

原则是禁声休息，可使用抗生素控制感染。禁烟酒及祛除致病因素。

1. 抗生素治疗

可选用如青霉素类、红霉素、头孢拉啶等以控制感染。声带红肿显著者加用类固醇激素，如泼尼松或地塞米松等。

2. 局部治疗

可将10％的薄荷乙醇加入蒸气吸入器中，进行喉蒸气吸入，或将糜蛋白酶、庆大霉素、地塞米松、蒸馏水加至适量，行喉部超声雾化吸入。

（三）其他中医治疗

1. 蒸气或雾化吸入

风热者，用野菊花、金银花、薄荷、蝉衣水煎，行蒸气吸入；或用鱼腥草注射液加生理盐水以超声雾化吸入。风寒者，用苏叶、佩兰、藿香、葱白适量，水煎，行蒸气吸入。

2. 针刺

取合谷（手阳明所过为原，主治喉痹、喉喑等症）、尺泽（手太阴所入为合，肺实泻之，主治喉痹）、天突（主治喉痹、咽喉暴喑等症），用泻法，以泻肺利喉开音。

3. 耳针

以神门、咽喉、肺为主穴，耳屏下部外侧缘为配穴，每次取穴2～3穴，针刺留针15～20分钟。

五、预防与调护

由于急性喉炎的发病与各种因素有关，因而要增强身体抗病能力，避免各种致病因素对身体的侵袭，注意饮食调理，勿过食辛辣厚味，戒除烟酒等不良嗜好。勿滥用嗓音，注意声带的休息，并采用正确的发声方法。

六、预后与转归

急性喉炎预后良好。但若治疗不当，可以转变为慢性，缠绵难愈，甚而形成声带小结或息肉。体质虚弱或过敏者，邪毒易于壅盛而发展为急喉风，故临证应注意。

七、古籍精选

《素问玄机原病式》："暴瘖，猝哑也，金，肺之声，故五行唯金响。所谓物寒则能鸣者，水实制火，火不克金也；其或火旺水衰，热乘金肺，而神浊气郁，则暴瘖无声也。"

《诸病源候论》："风冷失音者，由风冷之气客于会厌，伤于悬雍垂之所为也。声之通发，事因关户，会厌是音声之户，悬雍垂是音声之关。风冷客于关户之间，所以失声也。"

《医学入门》："风寒失音者，甘桔汤（桔梗、甘草、荆芥、生姜）加诃子，木通，或诃子散。"

第二节　小儿急性喉炎

小儿急性喉炎是小儿以声门区为主的喉黏膜的急性炎症，多在冬春季发病，常见于 6 个月～3 岁的婴幼儿。由于小儿喉部的解剖特殊，如喉腔狭小，喉软骨柔软，会厌软骨舌面、杓状软骨、杓状会厌襞、室带和声门下区黏膜下组织松弛，黏膜淋巴管丰富，故发炎后易肿胀发生喉阻塞。小儿咳嗽功能不强，不易排出喉部及下呼吸道分泌物，更使呼吸困难加重。因此，小儿急性喉炎的病情常较成人严重，若不及时诊治，可危及生命。根据其发病急、发展快、病情重的特点，本病属于中医学"急喉风"的范畴。

一、病因病机

中医认为本病的发生多由于感受风寒或风热之邪，肺气失于宣肃，气道不利；而小儿脏腑娇弱，喉腔较窄，若邪犯喉窍，易致气血失和，痰热壅滞，脉络瘀阻而成急喉风。现代医学认为本病的病因同成人急性喉炎，可同时或继发于急性鼻炎、咽炎、气管支气管炎之后，亦可与麻疹、流行性感冒、水痘、腮腺炎、百日咳或猩红热等急性传染病并发。大多数由副流感病毒、腺病毒、麻疹病毒引起，继发感染的细菌为金黄色葡萄球菌、乙型链球菌、肺炎链球菌等。小儿营养不良、抵抗力低下、变应性体质及腺样体肥大、慢性鼻炎、鼻窦炎、扁桃体炎易诱发本病。

二、病理

主要为喉黏膜充血、水肿，有多形核白细胞浸润，病理改变主要以声门下区为甚，炎症向下发展可延及气管。声门下肿胀区的黏膜表面可形成较薄的点状假膜，拭去后见有渗血点，重者黏膜下有蜂窝组织炎性、脓肿性或坏死性病变。

三、临床表现与诊断

（一）症状

起病较急，多有发热、声嘶、咳嗽等上呼吸道感染症状。初起以喉痉挛为主，声嘶多不严重，哭闹时有喘声，继而炎症侵及声门下区，则成"空空"样咳嗽声，夜间症状加重。病情较重者可出现吸气性喉喘鸣，吸气期呼吸困难，胸骨上窝、锁骨上窝、肋间及上腹部软组织吸气期内陷等喉阻塞症状。严重患儿口鼻周围发绀或苍白，指趾发绀，有不同程度的烦躁不安，出汗。如不及时治疗，则面色苍白，呼吸无力，循环、呼吸衰竭，昏迷，抽搐，甚至死亡。

（二）体征

喉镜检查可见喉黏膜充血、肿胀，声带亦充血呈红色，上有扩张血管，声门常附有黏脓性分泌物，声门下黏膜肿胀向中间突出而成一狭窄腔。

（三）实验室和其他辅助检查

对较大能配合的儿童可行间接喉镜或纤维喉镜检查。直接喉镜检查须特别慎重，以防诱发喉痉挛。血氧饱和度监测对诊断亦有帮助。

（四）鉴别诊断

临床上根据其特有症状，如声嘶、喉喘鸣，"空空"样咳嗽声，吸气性呼吸困难，诊断多无困难，必要时可行喉镜检查。但应注意与以下疾病相鉴别。

1. 呼吸道异物

多有异物史，呛咳，呼吸有痰鸣，吸气期呼吸困难等症。颈侧位 X 线片对不透 X 线的异物，可明确诊断。其喉部一般无炎症表现。

2. 喉白喉

起病较缓，常有全身中毒症状。咽喉检查可见片状灰白色白膜。涂片和培养可找到白喉杆菌。

3. 喉痉挛

常见于较小婴儿。吸气期喉喘鸣，声调尖而细，发作时间较短，症状可骤然消失。无声嘶。

四、治疗

急性喉炎为急症、重症，可发生喉梗阻而有窒息，危及生命之虞。发病初期可行中医治疗，若病情发展，呼吸困难严重，应立即配合西医治疗。

（一）西医治疗

一般治疗与成人急性喉炎相同。本病治疗的关键是解除喉阻塞，故须立即使用抗生素，静脉注入肾上腺皮质激素以控制炎症及消除喉水肿，可大大减少气管切开术的必要性。呼吸急促者应给予氧气吸入。

1. 抗生素和肾上腺皮质激素治疗

要及早使用足量、有效的抗生素控制感染，给药途径以静脉滴注为宜。氨苄青霉素，儿童50～100 mg/（kg·d），分两次静脉滴注；或用头孢呋辛钠（西力欣），儿童新生儿30～100 mL/（kg·d），分 2～3 次静脉滴注。以上疗程2～3天。肾上腺皮质激素能抑制炎症反应，减轻血管和结缔组织的渗透作用，使血管张力增强，减轻喉水肿的发生和加剧。对出现吸入性呼吸困难者可首先静脉推注地塞米松2 mg，然后继续静脉滴注地塞米松，0.2 mg/（kg·d），维持24～48 小时后减量或停药。短时间内大剂量激素配合足量抗生素，15～60 分钟后呼吸困难可明显缓解。

2. 局部治疗

超声雾化吸入可增加呼吸道湿度，液化黏稠的分泌物，促进呼吸道黏膜水肿的消退，并吸入治疗药物。可用庆大霉素 4 万 U，糜蛋白酶 4000 U，地塞米松2 mg联药物雾化吸入；或可将三联药物加入玻璃雾化吸入器中，通过中流量水氧雾化吸入。

3. 支持疗法

治疗中要保证足够的入液量和营养，注意水、电解质平衡，保护心脏功能，避免发生急性心力衰竭。

4. 镇静疗法

适量的镇静药物可减低患儿的恐惧和烦躁，增加有效呼吸和降低氧耗量。可口服苯海拉明每次0.5～1 mg/kg，每天 3 次；或用水合氯醛每次每岁 1 mL，每天 2～3 次。

5. 气管切开术

对严密观察下使用足量抗生素和激素等综合方法治疗，若经 2～4 小时病情无缓解，出现进行性呼吸道梗阻者，应尽早行气管切开术，以挽救生命。婴幼儿气管切开术最好在先插入支气管镜和高频给氧下进行，以减少手术并发症的发生。

（二）辨证治疗

常有外感病史，继后出现哮吼样呛咳，吸气性呼吸困难，出现三凹征，喉间有痰鸣音，或有声音嘶哑。全身症状或有发热恶寒，喉部灼热疼痛。舌红苔黄腻，脉弦滑数。局部检查见声门下黏膜肿胀明显，声门下成一狭窄裂缝。治宜清热化痰，消肿开窍。方选疏风清热汤加减。若咳嗽痰多明显，可酌加北杏仁、葶苈子以宣肺化痰止咳。中成药可含服六神丸或选用紫雪丹、安宫牛黄丸口服以清热解毒，豁痰开窍；或以冰硼散、珠黄散等清热解毒，消肿祛痰药物吹喉。

161

（三）其他中医治疗

1. 擒拿法

有疏通经络，减轻症状作用。

2. 提刮法

有透热祛邪，疏通脉络作用。

五、预防与调护

小儿急性喉炎常因感冒受凉等诱因而诱发，其发病常继发于急性鼻炎、咽炎、气管和支气管炎之后。故本病的预防应注意流感、麻疹等传染病及鼻腔、咽部、气管和支气管的急性炎症，并积极治疗鼻炎、咽炎、气管和支气管炎等疾病。

六、预防与转归

小儿急性喉炎是急性喉炎中较危急的病证，若处理不当，可有危及生命之虞，故治疗上应予以足够的重视。若治疗及时得当，一般预后较好。

第三节　急性会厌炎

急性会厌炎是由细菌或病毒引起急性会厌感染。亦称急性声门上喉炎。主要表现为会厌黏膜水肿、充血，重者可形成脓肿或溃疡；有时发病甚急，短时间内发生窒息，如不及时治疗，可危及生命。此病全年都可以发生，但以秋天多见；成人儿童都可发生。本病属于中医学"急喉风""紧喉风"或"缠喉风"的范畴。

一、病因病机

中医认为本病的发生多因外感风热之邪，风热传里，引动内热，或因饮食不节，肺胃积热，循经上扰，邪热搏结于会厌，致气滞血瘀，壅聚作肿；若热毒较甚，熏灼血肉，终致肉腐成痈。临床上，病之初期为外邪侵袭，热毒搏结；中期则热毒困结，肉腐成脓或热入营血；后期多为疮溃脓出，热毒外泄的病机。

现代医学认为本病的发生与病毒、细菌或细菌病毒联合感染有关。多数学者倾向于病毒性原发感染和细菌性续发感染的理论。细菌感染多由乙型流行性感冒杆菌致病，也可为链球菌、葡萄球菌、肺炎链球菌、卡他球菌混合感染。亦有人认为以局部的变态反应为基础，会厌易受吞咽食物的摩擦创伤，因而容易引起继发感染而骤然发病。受凉、过劳、咽外伤、吸入热气或化学药品、会厌囊肿或新生物继发感染、邻近组织的急性感染等，可能为其诱因。

二、病理

炎症始发于会厌，渐延及杓状软骨、喉室带。声带及声门下区则少有侵及者。因会厌的静脉血流均通过会厌根部，故会厌根部如受到炎性浸润的压迫，使静脉回流受阻，会厌将迅速发生剧烈水肿，且不易消退。会厌软骨舌面黏膜下组织疏松，因此该处肿胀最明显，会厌部可增厚至正常五六倍左右，黏膜充血水肿，并有白细胞浸润。炎症剧烈者局部可形成水肿。

三、临床表现与诊断

对急性喉痛，吞咽时疼痛加重，口咽部检查无特殊病变，或口咽部虽有炎症但不足以解释其症状者，应考虑到急性会厌炎，并做间接喉镜检查。

（一）症状

1. 局部症状

突然咽痛，吞咽时咽痛更甚，吞咽困难和呼吸困难，说话语言含糊不清，犹如口中含物，但无声嘶。

2. 全身症状

多有发热、畏寒、体温可高达 40 ℃，儿童及老年患者的症状多较严重。病情进展迅速，甚至很快衰竭，四肢发凉、面色苍白、脉细弱、血压下降，发生昏厥休克。

（二）体征

患者呈急性病容，常有呼吸困难表现。唾液不能下咽，多向外溢。咽部检查可无病变。间接喉镜下见会厌明显充血、水肿，或水肿如球状，多以一侧为重。有时可伴有溃疡，如已形成会厌脓肿，则见局部隆起，其上有黄色脓点。炎症累及构会厌襞和杓状软骨，可见该处充血、肿胀，加上会厌肿胀不能上举，往往不易窥清声带。双颌下淋巴结肿大并有压痛。

（三）实验室和其他检查

（1）该病为细菌感染，血常规检查血白细胞总数升高，核左移。

（2）喉部侧位 X 线片或 CT 扫描检查可见肿大的会厌和喉腔变窄，有一定诊断价值。

（3）自咽部或会厌部做拭子细菌培养及血培养检查可为阳性，其药物敏感试验可指导用药。

（四）鉴别诊断

临床上需要与以下疾病鉴别。

1. 喉水肿

由于某种刺激而至喉水肿，可有声音嘶哑、呼吸困难。但咽喉疼痛和全身症状较轻。

2. 儿童急性喉炎

发热、呼吸困难、声音嘶哑、"空空"样咳嗽，喉部检查会厌正常。

3. 喉白喉

发病缓慢，体温不高，全身症状重。喉假膜涂片或培养可发现白喉杆菌。

急性会厌炎病情严重发展迅速者，可引起急性喉梗阻，危及生命。

四、治疗

急性会厌炎较危险，可迅速发生急性喉梗塞，应密切观察和治疗，必要时行气管切开或气管插管。治疗以抗感染及保持呼吸道通畅为原则。

（一）西医治疗

1. 一般治疗

密切观察呼吸及实施支持疗法。保持患者安静，吸入氧气，补充液体，注意口腔清洁。

2. 药物治疗

静脉滴注有效足量的抗生素，如青霉素类、头孢菌素类；应用糖皮质激素静脉滴注，如地塞米松。

3. 局部治疗

目的是保持气道湿润，稀化痰液及抗炎消肿。常用药物组合：庆大霉素8万U，地塞米松2 mg，加生理盐水10 mL，或再加糜蛋白酶4000 U，用喷雾器或超声雾化吸入，每天2～4次。

4. 切开排脓

如急性会厌炎已演变成脓肿，可采用平卧头低位，在直接喉镜下用活检钳将脓肿咬破，并用吸引器吸除，使脓肿得到充分引流。

5. 气管切开术

起病急骤，进展迅速，且有Ⅱ度以上吸气性呼吸困难者应考虑行气管切开术，以防止窒息；出现烦躁不安，发绀，三凹征、肺呼吸音消失，发生昏厥、休克等严重并发症者应立即进行紧急气管切开术。

（二）辨证论治

本病为实热之证，临床上，按病情发展分为3期。初期风热在表，宜疏风清热，解毒消肿；中期热毒壅盛，应泻火解毒，散结消肿；后期脓毒外泄，予清热排脓，养阴解毒。本病辨别痈肿有无成脓，对指导治疗有重要意义。

1. 风热在表

突然咽痛，进食吞咽加重，喉部堵塞感，发音含糊。伴发热、恶寒、鼻塞流涕，口干欲饮，咳嗽痰黏。舌边尖红，苔薄黄，脉浮数。局部检查见咽部正常或黏膜稍充血、间接喉镜下见会厌充血、轻度肿胀。治宜疏风清热，解毒消肿。方选银翘瓜蒌散加减。

2. 热毒壅盛

咽喉疼痛剧烈，吞咽困难，汤水难下，语言含糊不清，喉部堵塞感，甚则呼吸困难。伴有高热，时流口涎，或烦躁大汗出，四肢厥冷，唇甲紫绀等。舌质红，苔黄腻，脉洪大或细数无力。局部检查见咽部黏膜正常或稍充血，会厌充血、肿胀明显或会厌呈半球形，红里透白，表面有黄色脓点。治宜泻火解毒，散结消肿。方选仙方活命饮合清咽利膈汤加减。

3. 脓毒外泄

咽喉疼痛减轻，吞咽困难好转，发热减轻或消失，呼吸转顺，语言较清晰。伴体倦乏力，汗出，口干欲饮，胃纳差。舌质红，苔少，脉细数。局部检查见会厌脓肿已溃破，见脓液渗出，可带血丝，会厌仍充血稍肿。治宜清热排脓，养阴解毒。方选银花解毒汤合养阴清肺汤加减。

五、预防与调护

积极锻炼身体，增强体质，防治外感；饮食清淡，忌辛辣燥热之品；密切观察病情变化，做好充分准备，随时进行抢救；戒烟酒，避免刺激咽喉，加重病情。

六、预后与转归

本病病情较急重，变化迅速，严重可瞬间引起窒息死亡。若治疗恰当，抢救及时，则可转危为安。

七、古籍精选

《诸病源候论·卷三十》："马喉痹者，谓热毒之气结于喉间，肿连颊而壮热，烦满而数吐气，呼之为马喉痹。"

《外科正宗·卷二》："咽喉肿闭，牙关紧急，语言不清，痰壅气急，声小者险，预后骤闭，痰涎壅塞，口噤不开，探吐不出，声喘者死。"